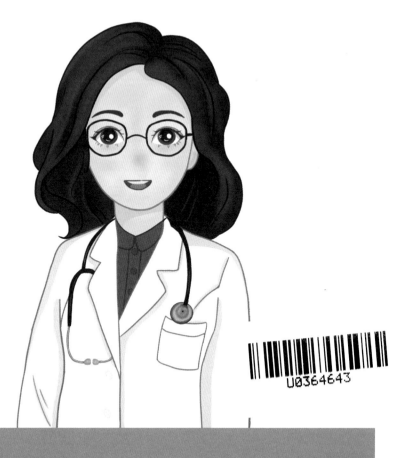

遇见诊室故事
探秘儿科疾病

主编　滕　燕

参编　王倩倩　张宝芹　张　敏

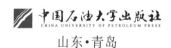

中国石油大学出版社
CHINA UNIVERSITY OF PETROLEUM PRESS

山东·青岛

图书在版编目（CIP）数据

遇见诊室故事：探秘儿科疾病／滕燕主编．－－青
岛：中国石油大学出版社，2023.4
ISBN 978-7-5636-7823-5

Ⅰ．①遇…　Ⅱ．①滕…　Ⅲ．　小儿疾病—普及读物
Ⅳ．① R72-49

中国国家版本馆 CIP 数据核字（2023）第 062181 号

书　　　名：遇见诊室故事　探秘儿科疾病
YUJIAN ZHENSHI GUSHI　TANMI ERKE JIBING

主　　　编：滕　燕

责任编辑：杨海连（电话　0532-86981535）
封面设计：菜　菜

出 版 者：中国石油大学出版社
　　　　　　（地址：山东省青岛市黄岛区长江西路66号　邮编：266580）
网　　　址：http∥cbs.upc.edu.cn
电子邮箱：305383791@qq.com
排 版 者：简艺广告传媒有限公司
印 刷 者：山东顺心文化发展有限公司
发 行 者：中国石油大学出版社（电话 0532-86983437）
开　　　本：710 mm×1000 mm　1/16
印　　　张：7.75
字　　　数：199 千字
版 印 次：2023 年 4 月第 1 版　2023 年 4 月第 1 次印刷
书　　　号：ISBN 987-7-5636-7823-5
定　　　价：59.00 元

序 言

儿童是我们祖国的未来和希望
他们的健康是我们共同的责任和关注的重点
本书旨在向家长和广大读者介绍儿科医学的知识
让大家更好地了解儿童健康和成长的相关问题
希望本书能够成为家长和读者们的参考书籍
帮助大家更好地照顾和保护孩子的健康

本书内容包括儿科医学的基础知识、新生儿疾病、儿童常见病、儿童传染病
本书将专业的医学知识转化为通俗易懂的语言及专业的医学插画，便于大家理解和掌握

在撰写本书的过程中，作者深感儿科医学知识的广博和深奥
也深感科普工作的重要性和必要性
希望通过本书的出版
能够帮助大家更好地了解儿科医学的知识
提高家长和读者们的儿科健康意识和科学素养，共同为儿童的健康成长贡献力量

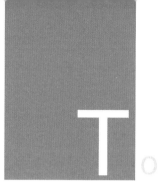

致读者

尊敬的读者

欢迎阅读此书
本书将带领您探索儿童健康的奥秘

通过阅读本书

您将更好地了解到儿科疾病的医学知识

本书使用简单易懂的语言和生动有趣的插图

帮助您更好地理解这些复杂的医学概念

在本书中您还将得到许多实用的建议和技巧

这些技巧能够帮助您更加自信和从容地面对孩子的健康问题

希望此书能够帮助您更好地预防儿科疾病的发生

最后祝愿您拥有愉快的阅读体验

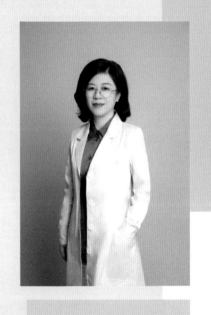

TENG YAN

滕燕　主编

中国医药教育协会新生儿科专委会会员
中国妇幼保健协会妇幼健康服务产业委员会科学喂养学组组员
中国民族卫生协会卫生健康技术推广专家委员会委员
中国抗癫痫协会会员
中国健康促进与教育协会华东健教委员
苏州市医学会儿科学专委会委员
苏州市中西医结合学会儿科专委会常务委员
苏州市防痨理事会理事
苏州市抗癫痫协会常务理事

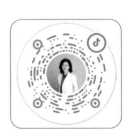

关注滕医生抖音号
带您了解更多儿科疾病

目录

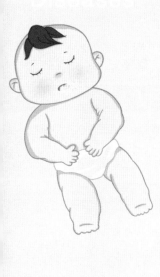

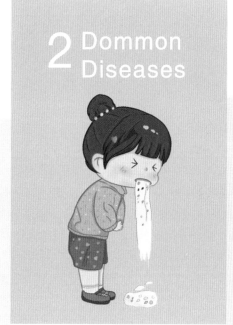

2 Dommon Diseases

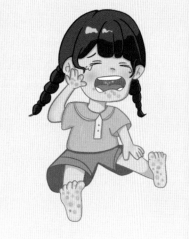

3 Infectious Diseases

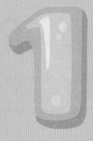

Neonatal Diseases
探秘新生儿疾病

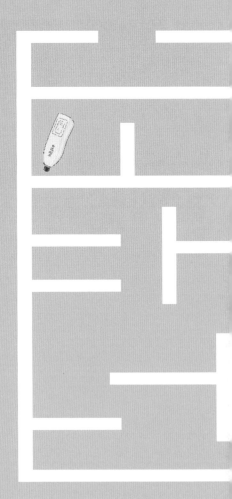

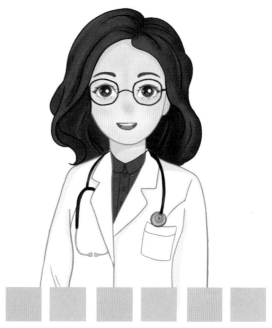

新生儿疾病可能会对新生儿的健康造成严重影响
因此，新生儿应及时进行疾病的筛查
及时发现疾病，及时采取有效治疗措施
以防止疾病的发展和恶化

Neonatal Diseases

遇见诊室故事 探秘儿科疾病

新生儿黄疸

我怎么是小黄人呀？

Neonatal Jaundice

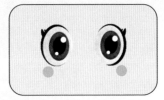

巩膜黄

宝宝出生3天了，怎么这么黄呀？

从什么时候开始发现变黄的？

出生没多久就开始变黄了，起初是脸上，后来腿上也黄了。

妈妈什么血型？孩子发热吗？吃奶好吗？大便什么颜色？

B型血，没有发热。吃奶好，大便今天变黄。

宝宝皮肤中到重度黄染，经皮胆红素测定18mg/dL。

初步诊断为新生儿高胆红素血症。

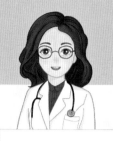

诊断标准

临床表现

生理性黄疸：一般情况好，黄疸色泽呈浅黄色，皮肤红润、黄里透红。黄疸多见于躯干、巩膜及四肢近端，一般不过肘、膝。早产儿生理性黄疸较足月儿多见，消退可延至2~4周。

病理性黄疸：黄疸重可累及四肢及手、足心。黄疸颜色呈金黄色或暗绿色，伴随贫血、肝脾大、出血点、水肿、发热、大便色白、尿色黄等。重症黄疸也可出现反应差、精神萎靡、惊厥等症状。

辅助检查

经皮胆红素检测：筛查新生儿黄疸。

化验

1.红细胞、血红蛋白、网织红细胞、有核红细胞：有助于新生儿溶血病的筛查。溶血病时，红细胞计数和血红蛋白减低，网织红细胞增多。

2.血型：新生儿溶血时，检查父母及新生儿的血型，必要时检查血清特异型抗体。

3.高铁血红蛋白还原率：G-6-PD缺陷者减低。

4.肝功能：血总胆红素和结合胆红素升高，谷丙转氨酶反映肝细胞的损害情况。

影像学检查

腹部B超：排除胆道疾病。

脑干听觉诱发电位：用于评价听觉传导神经通道功能状态，早期预测胆红素毒性所致的脑损伤。

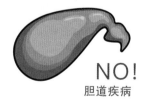

NO!
胆道疾病

About 新生儿黄疸 新生儿黄疸指新生儿时期由于胆红素生成过多、肠肝循环等多种病因引起的血胆红素水平升高，出现以皮肤、黏膜及巩膜黄染为特征的病症。按病因，新生儿黄疸可分为生理性黄疸和病理性黄疸。

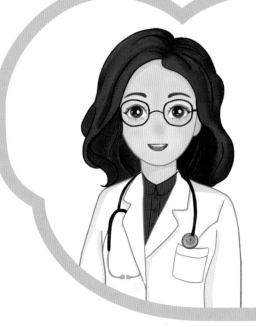

新生儿黄疸
Neonatal Jaundice

Q 的那些问题
Question

黄疸可能隐藏哪些严重的疾病?

新生儿黄疸异常是有原因的,可能是某些严重疾病的一个临床表现,常见的疾病有先天性遗传代谢性疾病,如遗传性红细胞膜异常、G-6-PD缺乏症、半乳糖血症等;先天性器官发育异常,如胆道闭锁、胆总管囊肿等;先天性感染性疾病,如巨细胞病毒、单纯疱疹病毒等。

为什么黄疸与母婴的血型有关?

母亲的血型与新生儿黄疸之间有一定的关联。当母亲与胎儿血型不相符时,胎儿的红细胞通过胎盘进入母体后产生抗体,再次接触胎儿红细胞抗原引起溶血,超过60种红细胞血型抗原能够引发抗体反应导致溶血,常见的有Rh血型和ABO血型不合溶血病。

新生儿高胆红素血症会出现哪些严重的并发症和后遗症?

血清未结合胆红素进入脑内,会损伤最活跃的神经细胞如基底核,发生急性或慢性胆红素脑病,可出现神经系统后遗症,主要表现为徐动型脑性瘫痪、耳聋、失明、手足徐动、听力异常、眼球运动障碍、牙釉质发育异常、早产儿呼吸暂停等。

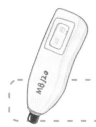

Neonatal Diseases

所有的黄疸都需要治疗吗？如何治疗？

　　黄疸是否需要治疗，应综合考虑胎龄、出生小时龄胆红素水平、是否存在其他疾病等。新生儿黄疸治疗的核心原则为预防、识别、评估患儿发展为高胆红素血症的风险，给予光疗、药物及营养治疗，必要时换血治疗。其中，光疗标准可以参考美国儿科学会发表的《胎龄≥35周新生儿高胆红素血症处理指南》。

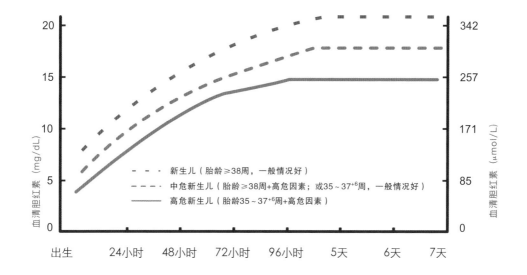

怎么识别和治疗母乳喂养性黄疸？

　　单纯母乳喂养的新生儿出生的最初3~5天由于母乳摄入量不足，胎粪排出延迟，使得肠肝循环增加，导致其胆红素水平高于人工喂养的新生儿，甚至达到需要干预的标准，常伴有生理性体重下降>12%。母乳喂养性黄疸的治疗主要是帮助母亲成功进行母乳喂养，确保新生儿摄入足量的母乳，必要时补充配方乳。

多晒太阳能治疗黄疸吗？

　　蓝光是治疗黄疸的最好光源，治疗的效果与皮肤暴露的面积、光照的强度及持续时间有关。虽然太阳光中包含了蓝光，照射可以让部分轻度黄疸消退，但黄疸严重时要想快速达到治疗效果，需要一定的强度和时间，而晒太阳容易导致晒伤或者着凉，故而晒太阳应根据黄疸程度及环境情况而定。

新生儿呼吸窘迫综合征

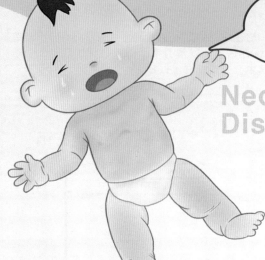

哎呀~
好像不能呼吸了！

Neonatal Respiratory
Distress Syndrome

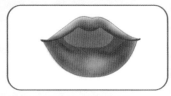

口唇青紫

 宝宝一直哼唧哼唧的，还吐沫，不肯吃奶。

是什么时候出生的？

 半小时以前，在家里急产的。

孕周多少？是什么原因急产的？孕期有什么异常吗？

 32周。妈妈有糖尿病，昨天拉肚子，来不及送医院就生了。

早产儿，有呻吟、吐沫、口唇发绀等呼吸困难表现。

 初步诊断为新生儿呼吸窘迫综合征。

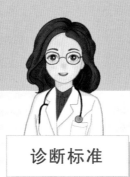

诊断标准

临床表现

☐ 出生后4～12小时内开始出现进行性加重的呼吸困难，气促、呻吟、发绀、吸气三凹征，严重者发生呼吸衰竭。

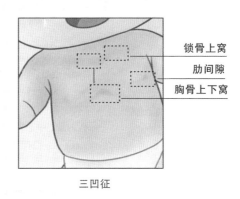

锁骨上窝
肋间隙
胸骨上下窝

三凹征

辅助检查

☐ 化验

血气分析：低氧血症、代谢性酸中毒、呼吸衰竭。

☐ 影像学检查

胸片：两肺透亮度下降，支气管充气征，甚至白肺。

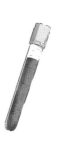

About
新生儿呼吸
窘迫综合征

新生儿呼吸窘迫综合征为肺泡表面活性物质缺乏所致的广泛肺泡萎陷和损伤渗出后表现的急性呼吸衰竭，多见于早产儿和剖宫产新生儿，出生后数小时出现进行性呼吸困难、青紫和呼吸衰竭。

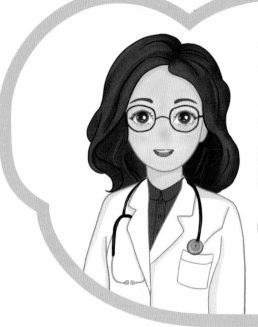

新生儿呼吸窘迫综合征

Neonatal Respiratory Distress Syndrome

Q 的那些问题
Question

新生儿呼吸窘迫综合征会出现哪些严重的并发症？

新生儿呼吸窘迫综合征会导致呼吸困难以及呼吸衰竭，对心脏方面可引起动脉导管再开放，出现肺水肿，引发心力衰竭、持续肺动脉高压、肺出血。长时间吸入高浓度氧和机械通气，可造成肺损伤、肺纤维化，导致支气管肺发育不良。

容易早产的宝妈，如何预防新生儿呼吸窘迫综合征？

早产儿是新生儿呼吸窘迫综合征的高发人群，应该从其出生前开始预防。对所有妊娠<34周，存在早产风险的孕妇，可给予单疗程产前激素治疗，能有效预防早产儿发生新生儿呼吸窘迫综合征。

怎么治疗新生儿呼吸窘迫综合征？

发生了新生儿呼吸窘迫综合征，为保证患儿的通气功能，主要通过药物及机械通气支持治疗。肺表面活性物质（PS）是目前治疗新生儿呼吸窘迫综合征常规的药物，早期、足量应用可尽快保持肺泡扩张。无创通气或呼吸机通气可使肺泡在呼气末保持正压，防止肺泡萎陷。无效时可选择体外膜肺（ECMO）治疗，以及其他对症和支持治疗。

Neonatal Diseases

探秘新生儿疾病

新生儿呼吸窘迫综合征是由于肺表面活性物质缺乏而导致的新生儿出生后早期出现呼吸窘迫。肺泡分泌PS的主要功能是降低肺泡的表面张力，保持肺泡扩张。当缺乏时，会使肺泡表面张力增高，肺泡萎陷，出现肺不张、呼吸困难等。导致PS缺乏的原因有早产、母亲糖尿病、窒息等。

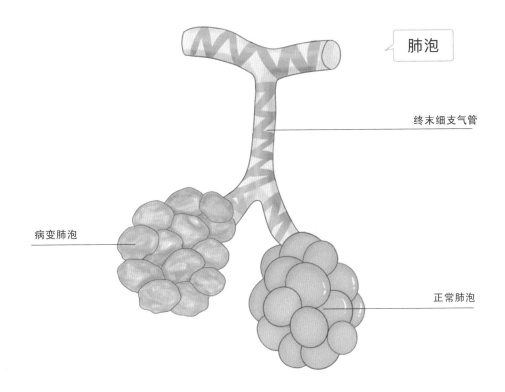

肺泡

终末细支气管

病变肺泡

正常肺泡

出院后，如何护理？

出院后，因患儿的各项生理机能尚未恢复，在家中护理时需要注意几点：室内温度可设定为24℃~28℃，湿度设定为60%~65%，勤通风。注意新生儿的皮肤护理，勤洗澡，脐带每日消毒；提倡母乳喂养，如果母乳不足，可以补充配方奶。避免去公共场所，注意保暖，定期前往医院复查，随访生长发育。

新生儿先天性食管闭锁

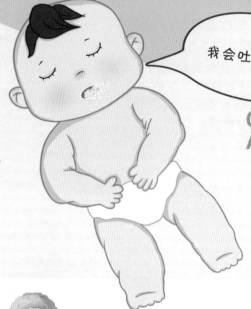

我会吐泡泡呀～

Congenital Esophageal Atresia Of Newborn

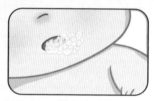

唾液过多

宝宝不吃奶，还一直吐。

什么时候出生的？出生后吃过奶吗？

昨晚出生的。吃奶就吐，吐泡泡，刚才脸色发紫，喉咙里呼噜呼噜的。

宝妈产检有什么异常吗？宝宝排过胎粪吗？

产检时说羊水很多，宝宝的胃泡小。排过一次胎粪，很少，

还带了些像水一样的东西，和其他宝宝的不太一样。

初步诊断为新生儿先天性食管闭锁，需要进一步检查明确。

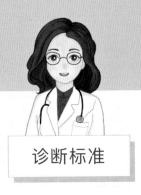

诊断标准

产前诊断

一般比较困难，仅有少部分患儿可在产前确诊。

> 辅助检查

☐ 影像学检查

B超：孕期超声检查羊水过多，同时伴有胃泡过小或缺如，食管上段盲袋征是较为可靠的征象。

MRI：近端食管扩张，远端食管消失。

出生后诊断

> 临床表现

☐ 出生后唾液过多，喂奶后出现呛咳、青紫等症状，胃管不能插入或折返。

> 辅助检查

☐ 影像学检查

食管造影：食管近段盲端。

CT检查：判断瘘管的位置及盲端距离。

About
新生儿先天
性食管闭锁

新生儿先天性食管闭锁是胚胎期食管发育过程中空泡期原肠发育异常所致的畸形，可单独存在，也可合并食管气管瘘（较多见），是新生儿严重的先天性畸形之一。

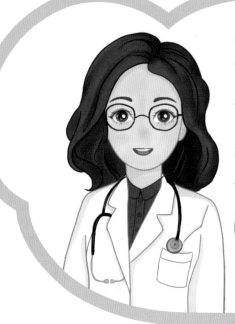

新生儿先天性食道闭锁

Congenital Esophageal Atresia Of Newborn

Question 的那些问题

哪些情况需要考虑患有先天性食管闭锁？

孕期超声检查发现有羊水过多，同时伴有胃泡过小，或发现食管有盲袋征；出生后出现口吐白沫，喂奶后出现呛咳、呕吐，或者出现青紫等症状，需要高度警惕此病。

引起先天性食管闭锁的原因有哪些？

具体原因不详，可能是遗传因素和环境因素导致的。遗传因素有父母曾患过此病，母亲孕期有炎症或血管发育不良等。环境因素有母亲孕期接触化学物质，服用药物等。

患有先天性食管闭锁，会有其他畸形吗？

先天性食管闭锁常合并其他畸形，25%～30%的患儿合并两种或两种以上畸形。其中，常见的是心血管畸形、四肢及骨骼畸形、肛门直肠及消化道畸形、泌尿系统畸形、头颈部畸形等。

Neonatal Diseases

探秘新生儿疾病

先天性食管闭锁应该外科治疗还是内科治疗？

手术治疗是唯一的选择，早期诊断是治疗成功的关键。一般在出生后24～72小时进行手术治疗，方式分为开放式手术和胸腔镜手术，经充分评估，根据病理分型及个体差异选择合适的手术方案。

先天性食管闭锁手术后，须注意哪些事项？

手术后可能出现肺炎、吻合口狭窄、气管瘘复发等并发症，因此术后护理非常重要。拔管前要加强胃管和胸腔引流管的护理，注意喂养和营养，喂养时奶量由少到多，保持头高位。如果喂奶时出现呛咳、反复呼吸道感染等异常症状，应及时送医院。

先天性食道闭锁类型

01

喉头

气管

食道

食道

02

喉头

气管

食道

03

食道

喉头

气管

食道

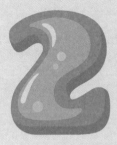

Common Diseases

探秘儿童常见病

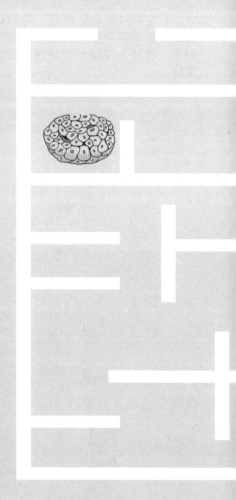

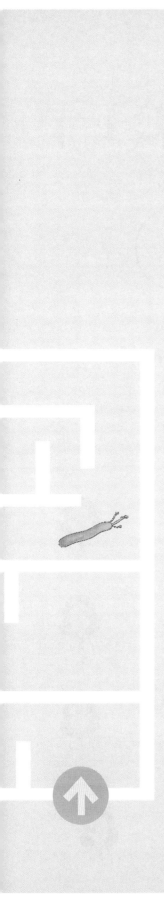

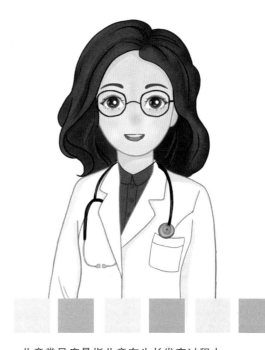

儿童常见病是指儿童在生长发育过程中

因为各种原因导致的常见疾病

包括但不限于感冒、咳嗽、腹泻、哮喘、过敏性疾病等

这些疾病在儿童中发病率较高

严重影响了儿童的健康和成长

因此

家长需要认真了解这些常见病的症状、预防和治疗方法

17

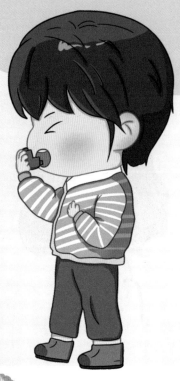

支气管哮喘

我怎么不能呼吸了？

Bronchial Asthma

孩子反复咳嗽半年了，一咳嗽就一个月以上，好多次了。

有气喘发作吗？

每次咳嗽就会喘，做完雾化就好了，曾气喘严重住过院。

幼时有湿疹吗？有鼻塞、喷嚏吗？

有的，湿疹严重，经常鼻痒、打喷嚏，曾检测有尘螨过敏。

直系家属有过敏性疾病吗？

爸爸有过敏性鼻炎。

初步诊断为支气管哮喘。

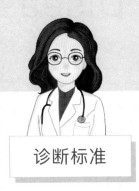

诊断标准

临床表现

1.反复发作喘息、气急，伴有或不伴有胸闷或咳嗽，夜间及晨间多发，常与接触变应原、冷空气、物理或化学性刺激以及上呼吸道感染、运动等有关。
2.发作时双肺可闻及散在或弥漫性哮鸣音，呼气相延长。
3.上述症状和体征经治疗可以缓解或自行缓解。

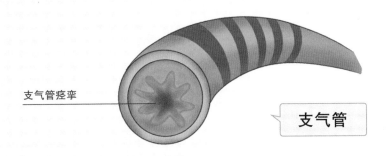

支气管痉挛

支气管

辅助检查

肺功能检查

1.支气管舒张试验阳性（吸入支气管舒张剂后，FEV1增加>12%，且FEV1的绝对值增加>200 mL）。
2.支气管激发试验阳性。
3.呼气流量峰值（PEF）平均每日昼夜变异率（连续7天，每日PEF昼夜变异率之和/7）>10%，或PEF周变异率{（2周内最高PEF值–最低PEF值）/[（2周内最高PEF值＋最低PEF）×1/2]×100%}>20%。

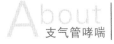
支气管哮喘

支气管哮喘是由多种细胞以及细胞组分参与的慢性气道炎症性疾病，临床表现为反复发作的喘息、气急，伴有或不伴有胸闷或咳嗽等症状，同时伴有气道高反应性和可变的气流受限。

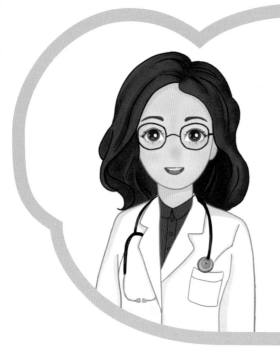

支气管
哮喘
**Bronchial
Asthma**

Q 的那些问题
uestion

儿童支气管哮喘的高危因素有哪些?

　　支气管哮喘的本质是具有不同临床表型的气道慢性炎症。导致儿童支气管哮喘的高危因素:有过敏性疾病史,如吸入性或者食物过敏,特应性皮炎、过敏性鼻炎;有反复呼吸道感染,如鼻病毒、呼吸道合胞病毒、支原体感染;有家族过敏史,如父母有过敏性鼻炎、荨麻疹、哮喘等;外周血嗜酸性粒细胞≥4%;运动后有与感冒无关的气喘等。

怎么治疗儿童支气管哮喘?

　　哮喘治疗的目标在于控制哮喘症状,维持正常的活动水平,减少急性发作、肺功能不可逆损害和药物不良反应的风险。治疗哮喘的药物分为控制药物、缓解药物和附加药物,应根据哮喘的分期分级选择不同的方案,再根据症状控制水平和风险因素水平调整方案,如升级或降级。整个治疗过程中需要对患者进行连续评估,调整并观察治疗反应。哮喘控制维持3个月以上可以考虑降级治疗,以找到维持哮喘控制的最低有效治疗级别。经过适当的治疗和管理,绝大多数哮喘患者能够达到这一目标。

Common Diseases

探秘儿童常见病

儿童支气管哮喘发作有哪些并发症?

儿童支气管哮喘急性发作一般通过治疗预后较好,但也可能出现肺部感染、气胸、纵隔气肿、呼吸衰竭以及多脏器衰竭等并发症,最严重的可致心搏骤停。若长期控制不佳,可能会出现鸡胸或漏斗胸畸形、脑部疾病、记忆力减退和反应能力下降等。

儿童长期吸入激素会不会影响身高?

治疗哮喘需要长期吸入糖皮质激素,目前研究显示,长期低剂量的吸入糖皮质激素对身高无显著影响。若哮喘不能得到很好的控制,反复持续发作,反而会影响患儿的饮食、睡眠、运动,对身高产生不利影响。哮喘控制得越好,对患儿的身高影响越小。

儿童哮喘能彻底治愈吗?

儿童哮喘治疗的目标并不是根治,而是控制哮喘发作,使患儿与正常儿童一样活动和生长发育。儿童的免疫系统还没有完全发育成熟,随着年龄的增长,免疫系统逐渐发育成熟。儿童哮喘通过规范化、系统化的治疗,总体控制情况较成人好。

家庭雾化吸入治疗哮喘,须注意哪些事项?

家庭雾化吸入治疗哮喘可以大大提高用药的及时性、方便性和舒适性,避免交叉感染,是儿童哮喘治疗中一种安全、有效、易行的方法,但要注意以下事项:

1.治疗前避免进食过多,需要充分清理口、鼻及气道分泌物,以利于气溶胶在下呼吸道和肺内沉积。

2.治疗前不要涂抹油性面霜,以免造成面部药物吸附。

3.采取坐位,婴幼儿可采取半坐卧位,保持药杯直立。

4.雾化吸入过程中要注意观察患儿的面色、呼吸等,当出现面色苍白、烦躁缺氧时,应停止治疗。

5.雾化结束后要清洁面部,用清水漱口或者适量饮水,以减少药物残留。

过敏性鼻炎

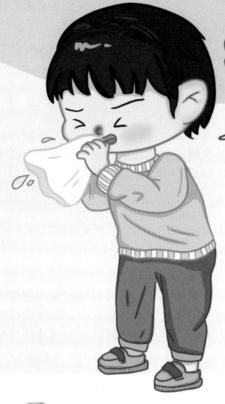

鼻子好难受呀！

Allergic Rhinitis

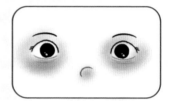

黑眼圈

孩子总是打喷嚏、流鼻涕，吃了药都没用。

多长时间了？清水鼻涕还是脓鼻涕？

1个多月，清水鼻涕。

发热、头痛、咳嗽吗？有过敏表现吗？

无发热、咳嗽，平时眼睛痒，皮肤湿疹。

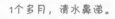

孩子鼻腔的黏膜苍白，有水样分泌物，初步诊断为敏性鼻炎。

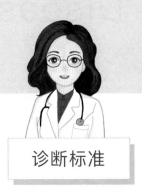

诊断标准

临床表现

☐ 有喷嚏、清水鼻涕、鼻痒和鼻塞，每天持续或累计1小时以上，可伴有眼部过敏表现。鼻黏膜苍白，水肿，鼻腔有水样分泌物。

辅助检查

☐ 化验

过敏原检测：皮肤点刺试验或血清特异性IgE抗体检测呈阳性，或者鼻激发试验呈阳性。

过敏原检测

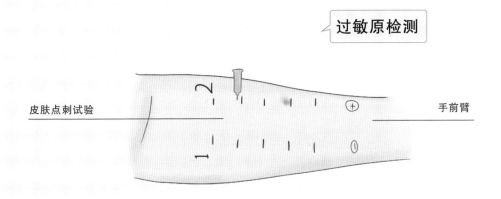

皮肤点刺试验　　　　　　　　　　　　　　　　　　　　手前臂

About
过敏性鼻炎

过敏性鼻炎是指患者接触过敏原后，鼻黏膜产生的非感染性慢性炎性疾病。临床表现为鼻塞、鼻痒、喷嚏和流涕，部分伴有嗅觉减退。过敏性鼻炎发病率较高，可不同程度地影响患者的生活质量。

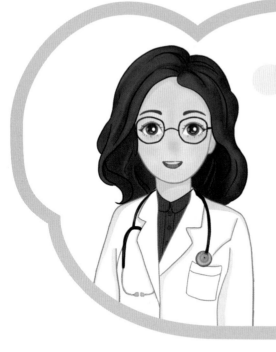

过敏性鼻炎
Allergic Rhinitis

Q 的那些问题
Question

引起过敏性鼻炎的原因有哪些?

接触过敏原是引起鼻炎发作的主要原因,大多数过敏原为吸入性抗原,常见的过敏原有两类:一类是季节性过敏原,如花粉、蒿草、柳絮等;另一类是常年性过敏原,如尘螨、真菌、动物皮毛等。在季节交替的时候鼻炎容易发作,主要与温度变化大有关。

怎么治疗过敏性鼻炎?

过敏性鼻炎的治疗主要是预防发作和控制症状。预防鼻炎主要是避免接触过敏原,备好生理盐水洗鼻,以减少过敏原残留。控制鼻炎按照疾病程度用药:轻度鼻炎口服抗过敏药物,辅以生理盐水洗鼻;中、重度鼻炎选择鼻炎喷剂、抗过敏药物、生理盐水洗鼻综合治疗。如果过敏原为尘螨,控制不佳时可采用脱敏治疗,其中3岁以上的儿童可选择舌下免疫,5岁以上的儿童可选择皮下免疫。

如何鉴别过敏性鼻炎和感冒?

两者都有鼻塞、流涕、喷嚏症状,但仍有诸多差别。感冒是病毒或其他感染引起的,病程较短,一周左右,除鼻部症状外,伴有其他全身症状,如喉咙痛、怕冷、发热、全身乏力等。过敏性鼻炎很少有这些全身症状,鼻炎病程较长,季节性或常年发作,症状不容易彻底消除,缓解后易再发,往往伴随眼睛痒等症状,部分有家族过敏史。

过敏性鼻炎会传染吗?会遗传吗?

过敏性鼻炎因吸入过敏原所致,没有致病菌,所以无传染性。研究发现,有过敏史会增加儿童患过敏性鼻炎的风险;有过敏性疾病家族史,也会增加儿童患过敏性鼻炎的风险。由此推论出过敏体质患儿易患过敏性鼻炎,过敏疾病家族可能存在一定的遗传因素,致儿童易患过敏性鼻炎。

如何减少过敏性鼻炎发作?

避免接触过敏原,减少使用地毯和厚重的窗帘,增加清洗床上用品和窗帘的频率,使用空气净化器、除螨吸尘器等,可以减少过敏性鼻炎发作。春暖花开时尽量戴好口罩外出,避免接触花粉。外出后可用生理盐水冲洗鼻腔,以减轻症状。如果对动物毛发、皮屑过敏,慎养小动物。

为什么过敏性鼻炎患儿的腺样体肥大发病率高?

鼻或鼻窦反复的慢性炎症刺激可导致腺样体肥大,最重要的影响因素是过敏性鼻炎。过敏性鼻炎产生的分泌物往鼻后滴流,反复刺激,使得腺样体过度增生,引起腺样体肥大。腺样体肥大可堵塞鼻腔,导致鼻炎加重,所以过敏性鼻炎和腺样体肥大相互影响,互为因果。

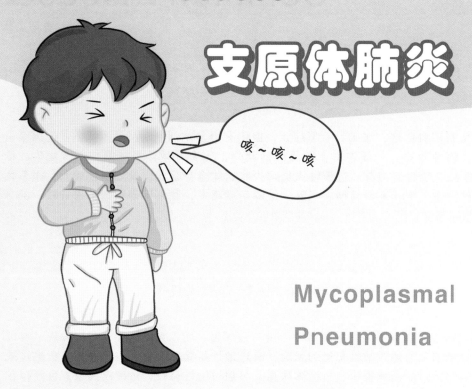

支原体肺炎

咳~咳~咳

Mycoplasmal Pneumonia

孩子高热、咳嗽5天了，会不会得肺炎？

要进一步体检和检查明确。

肺炎支原体IgM抗体阳性，是不是得了肺炎？

抗体阳性和肺炎是两个概念，这是感染支原体的血检结果。

这次和以前的肺炎症状不一样，高烧不退，刺激性干咳。

胸片提示有大叶性肺炎，初步诊断为支原体肺炎。

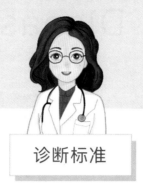

诊断标准

临床表现

☐ 高热不退、刺激性干咳，肺部体征多无啰音。

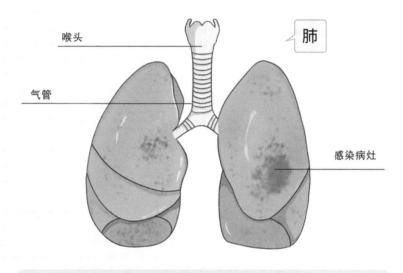

喉头

气管

肺

感染病灶

辅助检查

☐ 化验

血常规：白细胞正常或减少，CRP正常。
血清学检查：感染肺炎支原体1周内肺炎支原体IgM抗体阳性；肺炎支原体IgG
抗体较IgM出现晚，于感染后2周出现，动态观察滴度在上升表示新近感染。

☐ 影像学检查

胸片：X影像以单侧肺叶受累为主，均累及肺间质。
CT：以肺部实质阴影呈斑片状或大片实变，以及胸腔积液为特征。

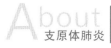

支原体肺炎是社区获得性肺炎的一种，病原体为肺炎支原体，是肺实质和（或）肺间质部位的急性感染，可引起机体不同程度的缺氧和感染症状，通常有发热、咳嗽、呼吸加快等表现，并有胸部X线片的异常改变。

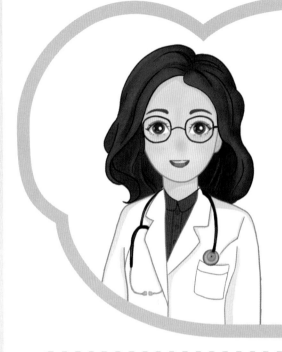

支原体肺炎

Mycoplasmal Pneumonia

Q 的那些问题
Question

出现哪些情况要警惕支原体肺炎?

支原体肺炎多见于学龄期儿童，学龄前儿童有增多趋势。特征性表现：以中、高热为主，病初有阵发性、刺激性干咳。当出现上述症状或表现为喘息、肺部体征轻微、常规抗感染治疗效果不佳、血象不高、小范围内流行时需要高度重视。

支原体肺炎有哪些严重的并发症?

感染支原体除了对肺部有直接侵犯外，还可以引起固有免疫及适应性免疫等多个环节参与的其他系统并发症。肺部并发症有肺不张、胸腔积液、坏死性肺炎、急性呼吸窘迫综合征等；肺外并发症有呕吐、腹胀、腹泻、支原体脑炎、心包炎等。

支原体肺炎能治愈吗?

支原体感染的治疗药物主要是大环内酯类抗菌药物，首选阿奇霉素，轻症3天为1个疗程，重症连用5~7天。第2个疗程可重复，治疗效果均佳，部分耐药支原体可以选择其他类抗菌药物，如利福平等。

Common Diseases

探秘儿童常见病

什么情况需要支气管肺泡灌洗?

当常规治疗效果不佳或者是难治性肺炎时,应进一步了解有无气管软化、狭窄、异物阻塞、痰液栓塞、结核等病变。支气管肺泡灌洗可疏通气道,减少长时间气道坏死,通过留取灌洗液进行病原学分析。

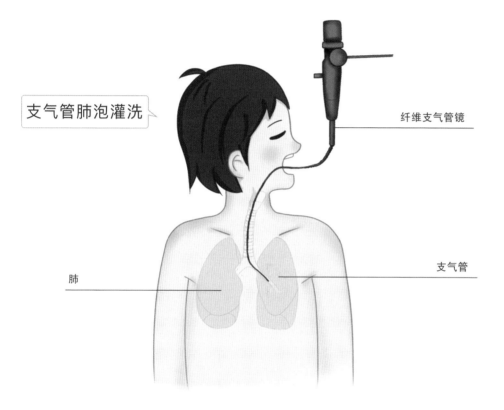

支气管肺泡灌洗

纤维支气管镜

肺

支气管

支原体肺炎治愈后需要随访吗?

支原体肺炎在使用大环内酯类抗菌药物足量足疗程治疗后可停药,不宜以肺部实变完全吸收、支原体抗体阴性或DNA转阴作为停药指征,主要依据临床症状缓解、影像学表现以及炎性指标决定,达到治愈目标。因支原体感染后可出现机体免疫反应、气道高敏状态、慢性咳嗽等其他脏器病变,因此需要定期随访,一般症状缓解后需要随访一个月。

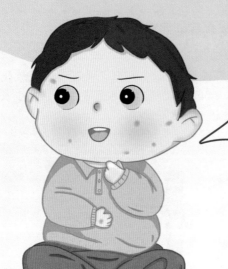

川崎病

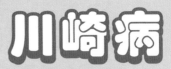

脖子好痛呀～

Kawasaki Disease

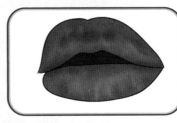

口唇皲裂

孩子发热已经5天了，为什么扁桃体发炎还没有好？

口唇皲裂，眼睛结膜充血。颈部有肿块吗？

颈部有肿块，脖子痛，老是往一侧歪。眼睛一直都红。

还有全身皮肤上的皮疹。

精神状态也不是很好，到底怎么啦？

初步诊断为川崎病。

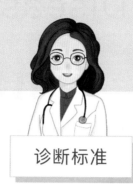

诊断标准

临床表现

☐ 发热4天（以上），并具有以下至少4个主要临床特征：

1. 双侧球结膜充血。
2. 口唇及口腔的变化：口唇干红，有草莓舌。
3. 皮疹，包括单独出现的卡疤红肿。
4. 四肢末梢改变：急性期手足发红、肿胀，恢复期甲周脱皮。
5. 单侧非化脓性颈部淋巴结肿大。

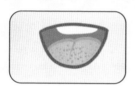
草莓舌

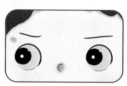
双侧球结膜充血

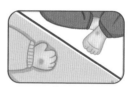
手足发红、肿胀

辅助检查

☐ 化验

血常规：白细胞计数升高，以中性粒细胞为主；血小板计数增多；C反应蛋白升高，红细胞沉降率增快。

☐ 影像学检查

心脏彩超：冠状动脉扩张或冠状动脉瘤形成，心功能减退或心包积液。

About
川崎病

川崎病是一种病因不明的急性全身性血管炎，主要累及中小动脉。川崎病的主要并发症冠状动脉病变已成为儿童较常见的获得性心血管疾病之一。

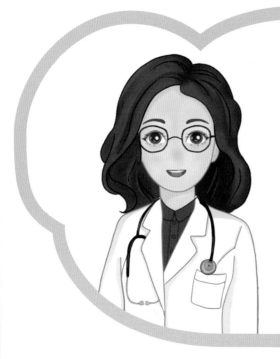

川崎病

Kawasaki Disease

Q 的那些问题
Question

怎么治疗川崎病?

急性期的治疗目标是减轻并终止全身的炎症反应,预防冠状动脉病变的发生和发展,防止冠状动脉血栓的形成。明确诊断后,应尽早治疗,可使用大剂量的静滴丙种球蛋白和大剂量的阿司匹林抗炎。待体温正常2~3天后,阿司匹林可减量至维持治疗量,发挥抗血小板的聚集作用。治疗中出现发热不退的丙种球蛋白无应答或者心脏冠状动脉病变进展时,需要联合其他药物治疗,主要包括糖皮质激素和生物制剂英夫利昔单抗等。

川崎病会复发吗?

这种可能性是存在的,但是发病率比较低(1%~3%),多数复发在治愈后半年至一年内。当川崎病治愈患者再次出现发热、眼部充血、颈部淋巴结肿大等川崎病的表现时,要注意可能存在复发的情况,需要及时就诊。

使用丙种球蛋白治疗川崎病后能否接种疫苗?

使用丙种球蛋白及阿司匹林治疗川崎病后暂时不能接种任何疫苗，一般要等到使用静滴丙种球蛋白8~9个月后才能接种疫苗。同时，川崎病治愈后接种疫苗，也要密切观察接种后的反应，给予及时处理。

引起川崎病的原因是什么?

川崎病具体病因至今不明，普遍认为是由感染因素触发的急性全身免疫性血管炎，可并发冠状动脉扩张等病变。

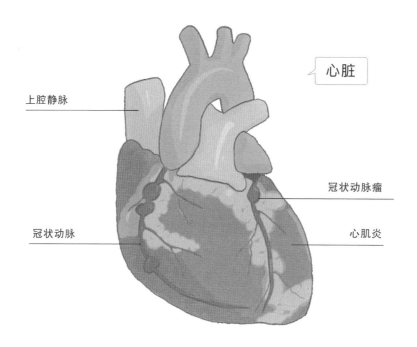

心脏

上腔静脉

冠状动脉瘤

冠状动脉

心肌炎

川崎病治愈后需要随访吗?

川崎病是属于一种自限性疾病，确诊后经合理治疗是可以治愈的，一般需要随访1~2年。部分患儿有冠状动脉病变时，随访时间应延长。川崎病如果不及时治疗，可能会出现后遗症，主要是冠状动脉病变或冠状动脉瘤，需要手术或终生治疗和随访。

过敏性紫癜

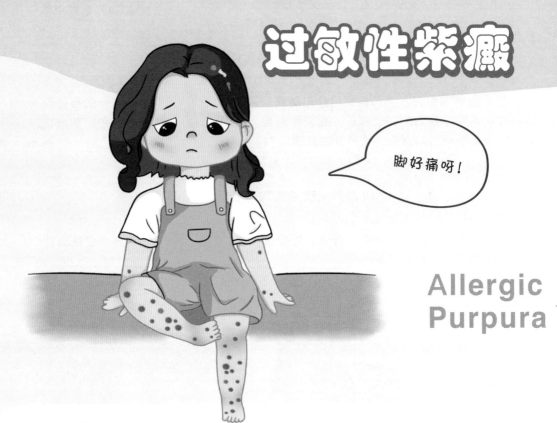

脚好痛呀!

Allergic Purpura

没有磕着,怎么腿上都是出血点?

最近有没有发热、咳嗽或者咽痛?

前几天有感冒,没吃药就好了。

肚子痛吗?走路关节痛吗?以前有类似皮疹吗?

昨天开始肚子痛,大便颜色变黑色了。以前没发生过。

初步诊断为过敏性紫癜。

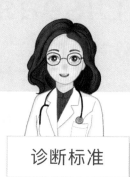

诊断标准

临床表现

☐ 1.有可触性皮疹，典型的紫癜形成前可能类似荨麻疹或红色丘疹，四肢或臀部对称性分布，以伸侧为主，逐渐扩散至躯干及面部，并可形成疱疹、坏死及溃疡，也可为针尖样出血点。
2.可伴有弥散性腹痛，关节红肿、疼痛等。

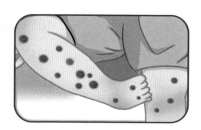

红色丘疹

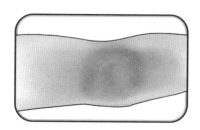

关节红肿

辅助检查

☐ 化验

血常规：全血细胞计数可有贫血和（或）白细胞增高，血小板计数正常，红细胞沉降率正常或增快，凝血功能正常。
尿常规：血尿和（或）蛋白尿。

☐ 病理检查

皮肤和肾脏部位荧光显微镜下可见IgA为主的免疫复合物沉积。

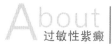
过敏性紫癜

过敏性紫癜是一种系统性血管炎，主要累及毛细血管和细小血管，由自身免疫反应介导。临床上可表现为非血小板减少性紫癜、关节炎、腹痛、胃肠道出血、肾脏受损及多脏器受累。

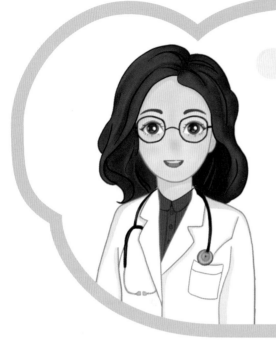

过敏性紫癜
Allergic Purpura

Q 的那些问题
Question

过敏性紫癜是过敏引起的吗?

过敏性紫癜不全是过敏引起的,目前病因尚不明确。研究表明,有遗传背景的个体在不明过敏原或感染源作用下可引发系统性免疫性血管炎。与接种疫苗、服用药物、进食过敏食物有关联,但尚需循证医学证据。

怎么治疗过敏性紫癜?

过敏性紫癜具有自限性,但需要控制患儿的急性症状,如急性关节痛、腹痛及肾损害。皮疹通常是自限性的,且无长期性损害,可以服用抗过敏药物治疗。出现关节痛、腹痛及胃肠道出血,需要使用糖皮质激素,可缩短腹痛病程,减轻血管炎性反应症状。其他症状对症治疗,如腹痛及消化道出血,可给予抑酸、止血等对症治疗,肾脏病变需要长期、综合性治疗。

过敏性紫癜会出现哪些严重的并发症？

过敏性紫癜的临床症状一般较轻且具有自愈性，但是严重者可出现胃肠道受损症状（如腹痛、肠出血、肠梗阻、肠穿孔及肠套叠），肾脏损害（如紫癜性肾炎），其他器官（如脑、肺等出血的血管炎）损害，甚至可危及生命。

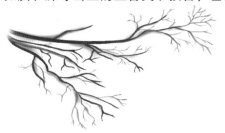

血管炎

过敏性紫癜会复发吗？

急性期经休息、抗感染、抗过敏等对症治疗，多数病情可好转，总体预后良好。部分患儿病情反复发作，病程迁延，导致肾脏及胃肠道损伤加重。治疗缓解期应注意预防感染，合理饮食，规避可疑过敏食物，避免剧烈运动，以减少过敏性紫癜复发的概率。

影响过敏性紫癜预后的关键因素是什么？

过敏性紫癜如不伴肾炎属于自限性疾病，除少数重症患儿可死于肠出血、肠套叠、肠坏死或神经系统损害外，大多数可痊愈。远期预后取决于肾脏受累及程度，病情是否反复发作，以及发作的严重程度。

患有过敏性紫癜，应如何控制饮食？

过敏性紫癜与食物过敏有一定的关联性，疾病发作期可出现肠道、肾脏病变。在饮食方面，急性期出现腹痛、血便时应禁食，待血便缓解后，再进食无渣软食，控制可疑及常见的过敏食物，逐步增加食物量及品种。饮食应以清淡、易消化食物为主，多食蔬菜、水果等。饮食应适当增加碳水化合物的比例，减少蛋白质、脂肪类食物的比例。

肾病综合征

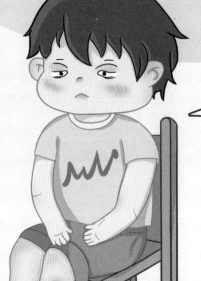

我怎么尿不出尿了?

Nephrotic Syndrome

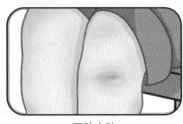

下肢水肿

 孩子的眼睛怎么老是肿的?

最近有感冒、发热吗?

 这个月得过一次感冒, 3天就好了。

小便怎么样?

 小便量少了, 泡沫挺多, 还感觉脚肿。

血压正常, 尿常规显示尿蛋白++++。

 初步诊断为肾病综合征。

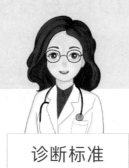

诊断标准

临床表现

出现不同程度的水肿，开始见于眼睑，以后逐渐出现在面部、下肢、阴囊部，直至全身。部分患者可能有轻度高血压，尿中出现大量蛋白导致的泡沫尿，未经治疗或长时间的病例可能伴有腹水和（或）胸腔积液。

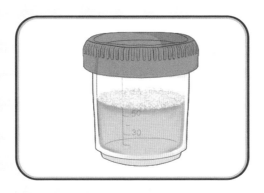

泡沫尿

辅助检查

化验

血脂检测：血清胆固醇＞5.7 mmol/L。

尿常规：尿蛋白定性（+++）~（++++）。

尿蛋白定量：24小时尿蛋白定量检查≥50 mg/kg。

肝功能：血清白蛋白＜25 g/L。

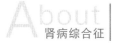

About 肾病综合征

肾病综合征是儿童常见的肾小球肾脏疾病，是一组由于多种原因引起的肾小球基膜通透性增高，血浆中大量蛋白从尿中丢失的临床综合征。按病因，可分为原发性、继发性、先天遗传性肾病综合征。

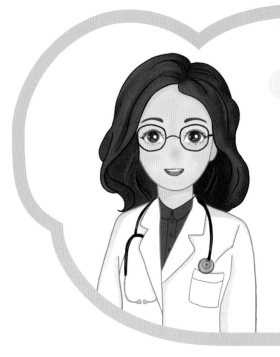

肾病综合征

Nephrotic Syndrome

Question 的那些问题

小儿肾病综合征有哪些严重的并发症?

肾病综合征可出现因大量蛋白质从尿液中流失或者肾血流量下降而引起的多种严重并发症:

1.感染是常见的并发症,常见的有呼吸道、皮肤、泌尿道、腹腔感染等。

2.肾静脉血栓,高凝状态时可形成血栓,表现为突然发生腰痛、血尿、少尿。

3.电解质紊乱,常见的有低钾、低钠、低钙。

4.极少部分可出现急性肾功能衰竭、肾小管功能障碍等。

怎么治疗肾病综合征?

肾病综合征的预后转归与其病理关系密切,大部分预后良好。一般治疗:伴有严重水肿、低蛋白血症者,需要卧床休息,水肿好转后方可起床活动。饮食治疗:给予优质蛋白质,保持充足的热量,不主张高蛋白饮食。出现水肿时应限盐,少吃油脂食物。对症治疗:利尿消肿,减少尿蛋白及降血压。药物治疗:糖皮质激素是主要的治疗药物,可起到抗炎作用,减少急性炎症渗出。细胞毒性药物可作为协助治疗,用于激素治疗无效或者激素依赖反复发作型,还可联合免疫抑制剂等。

Common Diseases

探秘儿童常见病

肾病综合征在什么情况下需要肾脏穿刺活检？

肾病综合征建议做肾穿刺活检来明确病理类型，不同病理类型的治疗和预后不一样。对糖皮质激素治疗耐药或频繁复发者、对临床或实验室证据支持肾炎性肾病或其他类型肾炎者、接受钙调磷酸酶抑制剂治疗过程中出现肾功能下降者需要做肾脏穿刺活检。

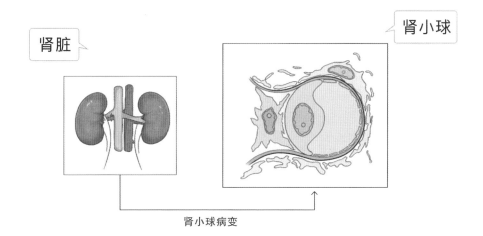

肾脏

肾小球

肾小球病变

肾病综合征患儿饮食需要注意什么？

饮食原则是低盐、低脂、优质低蛋白饮食。显著水肿和严重高血压时应短期限制水、钠摄入，病情缓解后不必继续限盐。水肿期缓解后，可调整为普通饮食，适量摄入蛋白质（以优质蛋白为宜），营养均衡，清淡为宜。

肾病综合征可以治愈吗？

肾病综合征能否治愈取决于病因和病理。原发性肾病综合征如膜性肾病和微小病变型肾病，一般治疗效果比较好。如果是其他病理类型，大部分效果一般，不能彻底治愈，且病情会伴随终生，需要长期治疗和随访。

遇见诊室故事 探秘儿科疾病

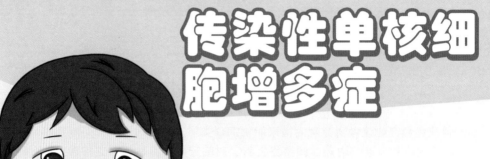

传染性单核细胞增多症

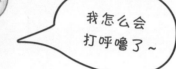
我怎么会打呼噜了~

Infectious Mononucleosis

已经连续4天高热、咽痛，眼睛也肿了。

扁桃体化脓，颈部淋巴结肿大，眼睑水肿。晚上打呼噜吗？

就这几天打呼噜，眼睛肿。

做个血检和肝脾B超。

白细胞特别高，有异常淋巴细胞，还脾肿大。

初步诊断为传染性单核细胞增多症。

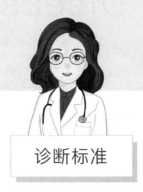

诊断标准

临床表现

☐ 发热、扁桃体肿大或化脓、颈部淋巴结肿大、肝脾肿大、眼睑水肿。

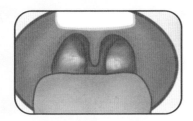

扁桃体肿大或化脓

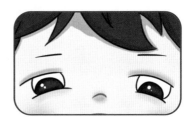

眼睑水肿

辅助检查

☐ 化验

血常规：白细胞增多，异型淋巴细胞比例≥10%，6岁以上儿童外周血淋巴细胞比例>50%或淋巴细胞绝对值>5.0×10^9/L。
EB抗体：抗EBV-CA-IgM和抗EBV-CA-IgG抗体阳性，抗EBV-NA-IgG阴性；单一抗EBV-CA-IgG抗体阳性，且EBV-CA-IgG为低亲和力抗体。

About
传染性单核
细胞增多症

传染性单核细胞增多症(简称传单)是原发性EB病毒感染所致的一种综合征。其典型临床"三联征"为发热、咽峡炎和颈部淋巴结肿大，可伴有肝脾肿大，典型外周血特征为淋巴细胞和异型淋巴细胞增加。

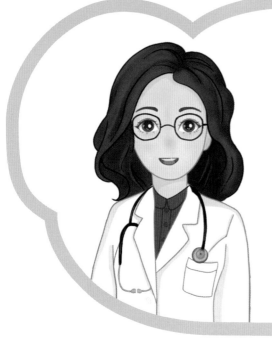

传染性单核细胞增多症
Infectious Mononucleosis

Q 的那些问题
Question

传染性单核细胞增多症为什么会误诊或漏诊？

传染性单核细胞增多症患儿会出现扁桃体化脓、发热、咽痛、鼻塞、颈部淋巴结肿大、眼睑浮肿等症状，在疾病早期或者未开展全面检查时容易误诊为化脓性扁桃体炎、淋巴结炎、血液病、结膜炎甚至肾炎等，需要观察病情和进一步检查才能明确诊断。

传染性单核细胞增多症会出现哪些严重的并发症？

传染性单核细胞增多症多数预后良好，但也可发生严重的并发症，如上气道梗阻、脑炎、脑膜炎、心肌炎、溶血性贫血、血小板减少性紫癜等，少数可出现噬血细胞综合征，需要仔细评估和随访。

怎么治疗传染性单核细胞增多症？

传染性单核细胞增多症是一种良性的自限性疾病，以对症支持治疗为主，不推荐常规的抗病毒治疗，病情重、进展快或有并发症者可进行抗病毒治疗。如合并有细菌感染，可使用敏感抗菌药物。急性期应注意休息，肝损害者应卧床休息，并给予护肝降酶治疗，以及其他退热等对症治疗。

亲吻会传染这个病吗?

感染EB病毒患者的鼻咽部有EB病毒存在,该病毒的主要传播途径为口、鼻密切接触,也可经飞沫及输血传播,因此亲吻可以将感染者的EB病毒传给易感儿童。

出现肝脾肿大时,要注意什么?

传染性单核细胞增多症会出现肝脾肿大症状,发生概率为35%~50%,病理改变恢复慢。肝脾肿大的危害非常大,为防止破裂,应避免任何可能挤压或撞击肝脾的动作,限制或避免运动,在症状改善2~3个月后才能剧烈运动,并注意处理便秘。尽量减少阿司匹林的使用。

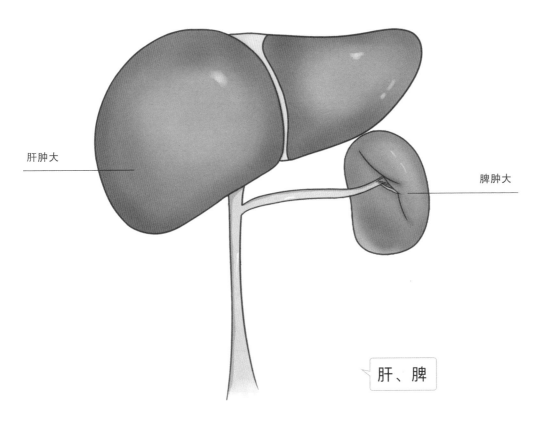

肝肿大

脾肿大

肝、脾

消化性溃疡

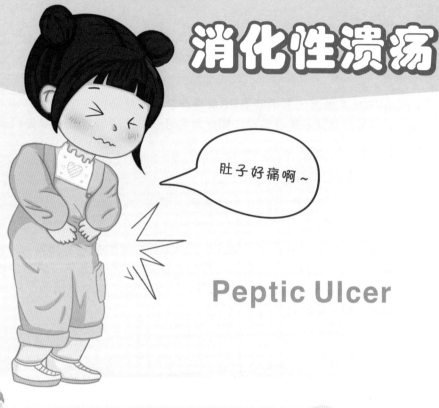

肚子好痛啊~

Peptic Ulcer

孩子老是打嗝、半夜肚子疼，吃点东西就好，这是为啥？

饮食习惯怎么样？

平时不吃早饭，看到喜欢的就暴食。

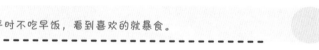
家人有消化性溃疡吗？

爷爷患有胃溃疡，有幽门螺杆菌感染。

贫血貌，大便颜色有没有变黑？

大便有几次是黑色的。

初步诊断为消化性溃疡。

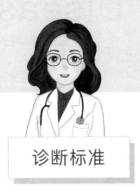

诊断标准

临床表现

☐ 有慢性周期性、节律性的中上腹痛，或剑突下有烧灼感或饥饿痛，进食可缓解，夜间和凌晨症状明显。上腹压痛，可伴反酸、嗳气，甚至呕血、便血等。学龄前及学龄儿童以脐周或上腹部腹痛为常见症状。

辅助检查

☐ 胃镜检查：可见胃溃疡、十二指肠溃疡或复合性溃疡。
上消化道气钡双重对比造影：可见龛影和浓钡点，或十二指肠球部的变形、缩小、激惹、球部大弯侧的痉挛性切迹、幽门管移位等。

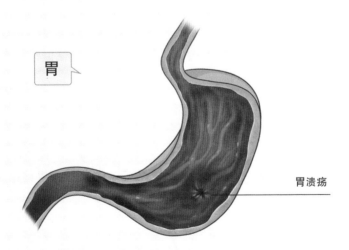

胃

胃溃疡

About
消化性溃疡

消化性溃疡是指在各种致病因子的作用下，黏膜发生炎性反应与坏死、脱落，形成溃疡。溃疡的黏膜坏死缺损穿透黏膜肌层，严重者可达固有肌层或更深。病变以胃、十二指肠最常见。

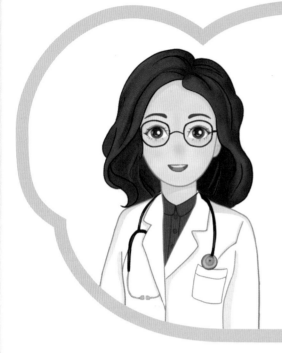

消化性溃疡

Peptic Ulcer

Q 的那些问题
Question

消化性溃疡为什么要查幽门螺杆菌?

　　幽门螺杆菌感染是消化性溃疡重要的发病原因和复发因素之一。消化性溃疡治疗方案的选择根据是否感染幽门螺杆菌而定,幽门螺杆菌阳性的消化性溃疡基本治疗措施是抗幽门螺杆菌,同时幽门螺杆菌感染检查也是评估治疗是否有效的方法。

消化性溃疡有哪些严重的并发症?

　　消化性溃疡的严重并发症主要有上消化道出血、穿孔、幽门梗阻。出血量多及营养摄入不足可导致贫血,重症出现失血性休克,溃疡穿孔累积腹腔及邻近脏器,可并发腹膜炎或胰腺炎。

检测幽门螺杆菌感染的方法有哪些?

　　检测幽门螺杆菌感染的方法有两种:非侵入性检测方法,包括尿素呼气试验、粪便幽门螺杆菌抗原检测和血清幽门螺杆菌抗体检测等;侵入性检测方法,依赖胃镜检查及胃黏膜组织活检,包括快速尿素酶试验、胃黏膜组织切片染色和胃黏膜幽门螺杆菌培养、核酸检测等。

如何治疗消化性溃疡?

治疗的目的是缓解和消除症状,促进溃疡愈合,防止复发,并预防并发症。一般治疗:培养良好的生活习惯,注意戒烟、戒酒,注意饮食、休息等。药物治疗:抑酸治疗,降低胃内酸度是缓解消化性溃疡症状、愈合溃疡的主要措施,抗幽门螺杆菌治疗使用铋剂+质子泵抑制剂+2种抗菌药物组成的四联疗法。当怀疑消化性溃疡并发急性出血时,应在24小时内做急诊胃镜,如有循环衰竭,应迅速纠正循环衰竭后再行胃镜检查。

饭后痛和空腹痛到底是哪种消化性溃疡?

胃和十二指肠溃疡因病变位置不同,疼痛表现不同。胃溃疡的腹痛为上腹部痛,但通常在餐后0.5~1小时出现,服用抑酸药或者抗酸药物后可缓解;十二指肠溃疡的腹痛也常为上腹部痛,在空腹时更为明显,进食后可以得到缓解,部分也可夜间出现上腹痛。由于抗酸剂和抑酸剂的广泛使用,症状不典型的日益增多。

儿童幽门螺杆菌感染一定要去除吗?

儿童幽门螺杆菌感染并患有消化性溃疡、胃黏膜相关淋巴组织的淋巴瘤必须根治。其他可考虑根治的情况有慢性胃炎、胃癌家族史、不明原因的难治性缺铁性贫血、计划长期服用非甾体消炎药等。

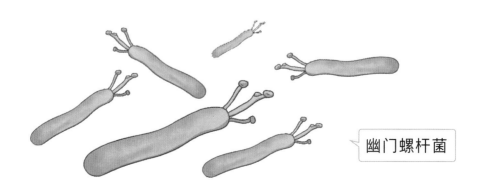

幽门螺杆菌

Common Diseases

遇见诊室故事 探秘儿科疾病

肠套叠

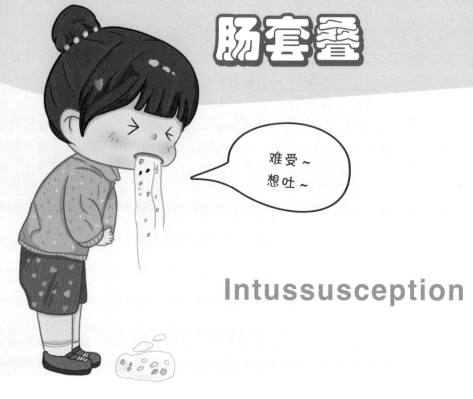

难受~
想吐~

Intussusception

孩子今天肚子疼,呕吐了好多次。

有发热、腹泻吗?

阵性哭闹,大便一次,有血。

上腹部有包块,血便,急诊查B超。

B超报告显示有肠套,这是什么病?

初步诊断为肠套叠。

50

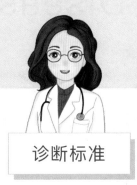

诊断标准

临床表现

阵发性腹痛，腹部有腊肠样包块，排血便或者果酱样便。
不同年龄肠套叠患儿的临床症状不相同。
3岁以上：主要表现为阵发性腹痛和呕吐。
3岁以下：更多表现为阵发性、规律性，且不能安抚的哭闹，间歇期完全正常，频繁的呕吐和拒食等。

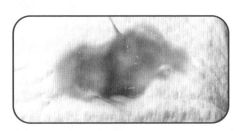

血便/果酱样便

辅助检查

影像学检查

B超：肠套叠的横切面呈"靶环征"，纵切面呈"套筒征"。

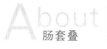

About 肠套叠

肠套叠是指一段肠管套入与其相连的肠腔内，并导致肠内容物通过障碍。肠套叠是婴幼儿常见的急腹症，多见于2岁以内，尤其是4~10月龄婴儿。

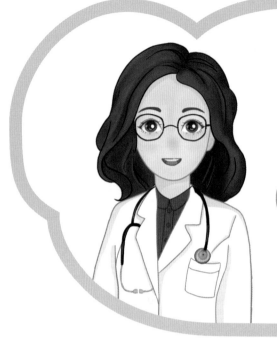

肠套叠

Intussusception

Q 的那些问题
Question

低年龄儿童为何容易发生肠套叠?

这与婴幼儿肠道的特点有关。婴幼儿的回盲部比较游离、不固定、活动度大,回盲瓣肥厚,且回盲部淋巴组织丰富,以及婴幼儿的自主神经系统不稳定,容易因为添加辅食、炎症、寄生虫、腹泻等导致肠蠕动节律异常,或因肠道血管畸形、发育畸形而发生肠套叠。

肠套叠有哪些严重的并发症?

反复呕吐,可导致严重脱水、电解质代谢紊乱;肠套叠后的肠壁缺血时间过长,可导致肠管坏死、穿孔、腹膜炎、严重感染性休克等并发症。

哪些情况需要及时就医?

当患儿反复呕吐,腹痛持续加重,肌紧张,有可疑脏器病变,或者伴有全身情况不佳,如严重脱水、精神萎靡、高热或休克等症状时,需要及时就医。

选择手术治疗还是非手术治疗？

若肠套叠发生病程≤48小时，全身情况良好，未发生并发症，首选非手术治疗，方法有空气或者水压灌肠复位。

若肠套叠发生病程＞2天，全身情况不佳，出现严重并发症，非手术复位失败，或者反复套叠、继发性肠套叠、小肠型肠套叠，或者年龄＜3月龄的婴儿，选择手术治疗。

肠套叠治愈后，还会复发吗？

大多数肠套叠治愈后不会复发，但仍有13%～20%的肠套叠会复发，原因尚不明确，可能与肠道发育异常有关。

肠套叠空气灌肠复位后，须注意哪些事项？

空气灌肠复位后，患者要保持大便通畅，饮食上由稀到稠、由少到多逐渐恢复饮食；更应注意观察病情变化，如果出现腹泻、便秘，可使用相应药物对症治疗。若出现剧烈腹痛、腹胀、腹壁紧张、发热等症状，需要高度警惕可能发生了迟发性的肠穿孔和肠坏死，应该及时就医。

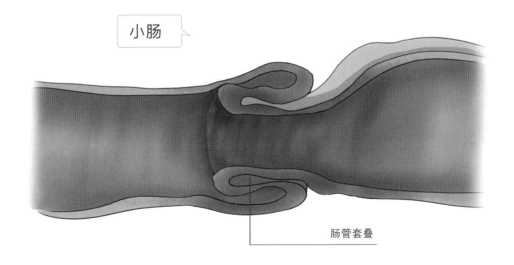

小肠

肠管套叠

Epilepsy

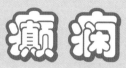

癫痫

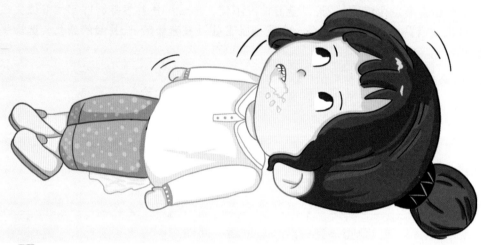

 孩子8岁，看电视时突然倒下抽搐起来。

是怎么样抽搐的？

 两眼上翻，脸色发紫，嘴角还口吐白沫，四肢僵硬。

抽搐了多长时间？近期有发热或外伤吗？

大概3~5分钟，近期一直挺好。

以前有类似情况吗？

 以前也有，抽搐几秒钟就好了。

初步诊断为癫痫。

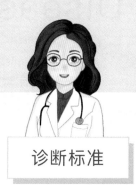

诊断标准

临床表现

大多数类型的癫痫表现为突然发作性抽搐，短暂持续后迅速恢复，每次发作时的表现相似，两次发作的间歇期表现正常。不同类型的癫痫发作时的特点不同，按发作类型可分为全面性发作和局灶性发作。其中，全面性发作表现为突然间意识丧失、全身抽搐、双眼上翻、面色发绀等。常合并有各种神经行为共患病，如认知障碍、精神疾病等。

辅助检查

脑电图
发作间期可见棘波、尖波、棘慢波等异常脑电图。视频脑电图可直接观察到发作期的实时异常脑电活动。

影像学检查
头颅CT与MRI检查可发现局灶皮层发育不良。

实验室检查
遗传代谢性筛查、基因分析有异常。

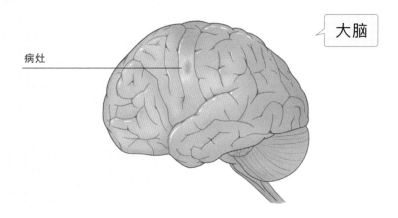

病灶

大脑

About
癫痫

癫痫是一种以具有持久性产生癫痫发作的倾向为特征的慢性脑部疾病。癫痫不是单一的疾病实体，而是一种有着不同病因基础，临床表现各异，但以反复癫痫发作为共同特征的慢性脑功能障碍。

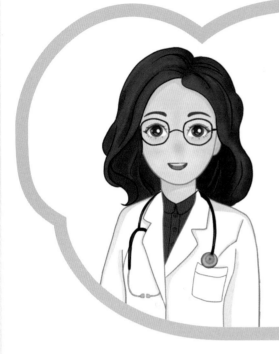

癫痫
Epilepsy

Question 的那些问题

孩子癫痫突然发作，家长应该怎么做？

1.让孩子平卧在床上或者平地上，用柔软的物体垫在头下，避免发作时撞伤。2.张口时可将缠住纱布的压舌板放在上、下牙齿之间，以免咬伤舌头。3.癫痫发作时呼吸道分泌物较多，将孩子的头偏向一侧，避免呛咳或窒息。4.发作时严禁用力按压肢体，避免导致孩子骨折、关节脱位。5.癫痫一般可自行缓解，如超过5分钟或者意识尚未清醒，应该及时送医。

癫痫发作有哪些并发症？

癫痫是一种不容忽视的疾病，发作前预兆不明显，可出现很多意外伤害，也会导致大脑受到损害。发作时间越长，并发症越多。常见的并发症有语言障碍、识别障碍及记忆障碍等，长期发作可导致人格障碍、智力低下等。大脑损伤后，也可出现硬脑膜下血肿、脑水肿、呼吸性酸中毒、肾功能衰竭等器官严重受损。

Common Diseases

探秘儿童常见病

难治性癫痫真的难治吗？

部分癫痫患者存在药物治疗效果不佳的情况，属于难治性癫痫。近年来，随着新型抗癫痫药物的应用以及神经电生理与影像学技术的改进，难治性癫痫的治疗不再成为难题。合理、规范的联合药物治疗，可选用生酮饮食疗法。当药物不能有效控制发作时，可选择物理疗法或外科治疗。另外，还有中药疗法等。

怎么治疗儿童癫痫？

尽可能对癫痫进行病因学诊断，依据病因进行针对性治疗，效果较好。儿童癫痫首选药物治疗，规范、合理地应用抗癫痫药物可提高成功率。药物治疗的原则：依据癫痫发作类型选择合适的药物，尽可能选择单药治疗，从小剂量开始逐渐增加，直至控制癫痫发作。控制不佳的患儿可联合治疗，定期监测血药浓度。

癫痫患儿可以接种疫苗吗？

疫苗接种是预防和控制儿童各种感染性疾病最重要的方法，没有证据显示疫苗接种会损伤神经系统而造成癫痫发作，但疫苗接种可增加热性惊厥的风险。癫痫并不是接种疫苗的绝对禁忌，处在癫痫发作频繁期时应暂缓接种，待稳定后再接种。

没有癫痫家族史，孩子也会患癫痫吗？

癫痫的病因较多，有遗传性、结构性、代谢性、免疫性、感染性，还有其他不明原因的。癫痫与遗传因素有一定的关系，但是也与疾病有一定的关系。家庭中没有癫痫病史，孩子也有可能患癫痫，如脑外伤、缺血缺氧性脑病等疾病容易引起脑细胞损伤，从而导致脑细胞异常放电，导致继发性癫痫。

肥胖症

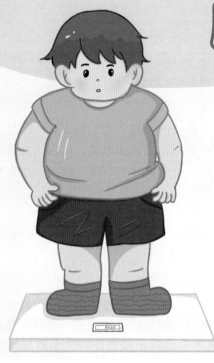

我怎么这么重啊？

Obesity

孩子才9周岁，怎么脖子越来越黑了，擦不掉。

肥胖，目前的身高和体重多少？

身高1.4米，体重70千克。

BMI=35.7，属于重度肥胖。

脖子黑与肥胖有关系吗？

脖子黑就是肥胖引起的，我们称之为黑棘皮病。

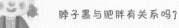
初步诊断为肥胖症。

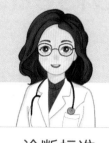

诊断标准

两种评分标准

1.世界卫生组织2006年儿童生长发育评价标准采用身高/身长别体重的Z评分或年龄别身体质量指数【简称BMI，计算方法=体重（kg）/身高^2（m）】–Z的评分作为超重与肥胖的筛查指标。对于5岁以下的婴幼儿，将身高/身长别体重的Z评分或年龄别BMI–Z的评分大于2称为超重，大于3称为肥胖。

2.使用BMI和我国2009年发布的《中国0~18岁的儿童、青少年体块指数的生长曲线》筛查我国6岁以下儿童超重与肥胖；6岁及以上儿童和青少年则采用2018年发布的中华人民共和国卫生行业标准《学龄儿童青少年超重与肥胖筛查》。

临床表现

体型肥胖，食欲旺盛且喜欢吃甜食和高脂肪食物，常有疲劳感，颈部、腿部出现肥胖黑棘皮症，夜间打鼾，甚至呼吸暂停，走路负重，可致膝外翻和扁平足、性早熟等。

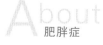

About
肥胖症 | 肥胖症是指由多种因素导致的儿童体内脂肪积聚过多，体重超过了按身高计算的平均标准体重的20%，或者超过了按年龄计算的平均标准体重加上两个标准差以上的一类疾病。

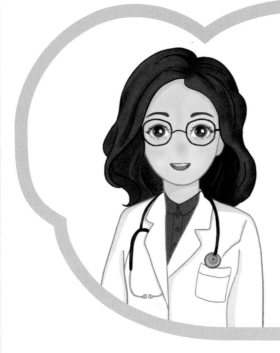

肥胖症

Obesity

Q 的那些问题
uestion

为什么肥胖症的发生率越来越高？

肥胖症是一种复杂的多因素疾病，受遗传和环境的影响。除肥胖相关基因外，还有诸多影响因素：1.儿童膳食结构不合理，常喝碳酸饮料，暴饮暴食，不吃早餐，进食过快；2.体力活动和户外活动时间减少，看电视、上网、玩电子游戏和学习的时间过长；3.父母肥胖对子女肥胖起到了重要的影响作用；4.母亲孕期糖尿病、吸烟、孕后期过度肥胖也是影响因素。

肥胖症有什么危害？

肥胖症是导致成年肥胖的高风险因素，是重要的医学和公共健康问题。若不高度重视和治疗肥胖症，青少年时期即可出现成年人肥胖相关疾病，如糖尿病、代谢综合征、胰腺炎、雄性激素过多症、冠心病、高血压、哮喘、睡眠障碍等。此外，肥胖症也会影响儿童的身心健康，并造成成年后一系列疾患等严重问题。

探秘儿童常见病

探秘儿童常见病

怎么治疗肥胖症？

1.改变生活方式：以家庭为单位进行健康饮食和运动相关知识科普。开具健康膳食处方：如少吃快餐，少吃含糖、脂肪高的食物；按时或规律进餐，避免进餐时看电子产品。此外，进行整体评估后，开具运动处方，指导患儿进行体力活动。

2.药物治疗：在强化改变生活方式的计划未能达标，BMI上升或并发症未能得到有效改善时，考虑使用药物治疗。

3.手术治疗：①BMI＞32.5且伴有至少两种肥胖相关的器质性并发症；②通过饮食调整、运动及药物治疗等均未能达标；③年龄在16岁以上；④经过心理评估，有能力配合术后饮食管理。符合上述条件的，可选择手术治疗。

儿童时期肥胖对成年后有哪些影响？

儿童时期肥胖是成年肥胖和成年代谢综合征的高危因素，成年后会带来很多影响，肥胖越严重，危害越大。1.影响成年后的最终身高；2.引起成年后的代谢综合征，导致高血压、2型糖尿病、高血脂、脂肪肝、冠心病等慢性疾病；3.影响患儿的身心及智力发育，对学业和工作可能会有影响。

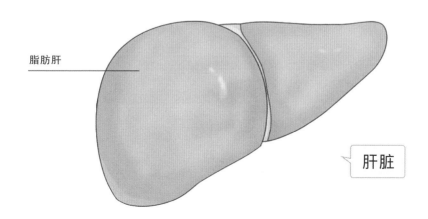

脂肪肝

肝脏

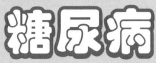

糖尿病

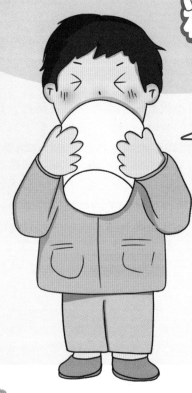

渴死了~

Diabetes Mellitus

孩子最近经常说口渴，喝水特别多，尿也多。

最近饮食有什么特别的？

胃口挺好，但瘦了！

家族中有人有糖尿病吗？

孩子爸爸有糖尿病，在治疗。

随机血糖达15.0 mmol/L，尿糖是++。

初步诊断为糖尿病。

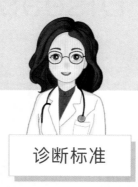

诊断标准

临床表现

口渴、多饮、多尿、多食、体重急剧下降，可伴有厌食、乏力、消瘦、尿床等。部分儿童以糖尿病的急性并发症酮症酸中毒起病，表现为呼吸急促、深大，精神萎靡，甚至昏迷，呕吐、腹痛等。

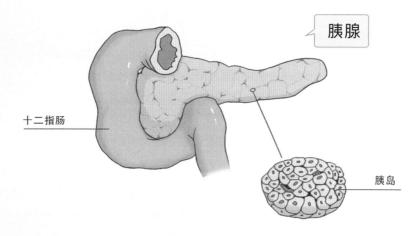

胰腺

十二指肠

胰岛

辅助检查

化验

1. 空腹血糖≥7.0 mmol/L。
2. 口服糖耐量负荷后2小时血糖≥11.1 mmol/L。
3. 糖化血红蛋白≥6.5%。
4. 随机血糖≥11.1 mmol/L。

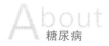

About
糖尿病

糖尿病是一种由于胰岛素分泌绝对或相对不足，进而引起糖、脂肪、蛋白质、水、电解质等代谢紊乱的全身性疾病。

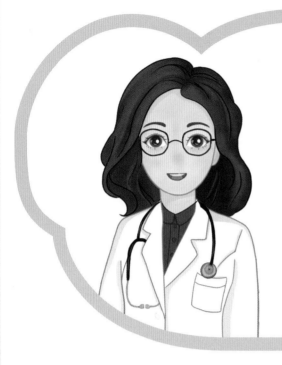

糖尿病

Diabetes Mellitus

Q 的那些问题
Question

儿童糖尿病有哪些类型？

世界卫生组织新共识将糖尿病分为6个亚型，其中与儿童关系密切的主要为1型糖尿病、2型糖尿病、混合型糖尿病和其他特殊类型糖尿病4个亚型。1型糖尿病约占儿童期各型糖尿病总数的90%，是危害儿童健康的重大儿科内分泌疾病。

儿童糖尿病有哪些严重的并发症？

儿童糖尿病是由代谢紊乱引起的一种疾病，对人体有很大的影响，长期血糖高容易引起血管、脑、心脏、肾等脏器的病变。急性并发症主要原因是由胰岛素注射过多或过少、进食、运动、感染等原因导致的糖尿病酮症酸中毒、低血糖；慢性并发症主要是由长期血糖控制不佳引发的脏器疾病，如糖尿病肾病、糖尿病眼病、糖尿病性神经病变，以及儿童生长发育相关疾病。

Common Diseases

探秘儿童常见病

怎么治疗1型糖尿病？

1型糖尿病患儿需要终生胰岛素治疗，替代治疗的目的是模拟正常生理胰岛素的分泌模式，初发患儿应尽快使用胰岛素治疗。饮食应以低糖、清淡为主，避免含糖量较高的食物。保证绿叶蔬菜和必要的肉、蛋、奶的摄入。每天应进行多次血糖监测，包括餐前、睡前及其他特殊情形，建议使用持续动态血糖监测工具。

若儿童患有糖尿病，如何注意饮食？

1.糖尿病患儿需要补充足够的蛋白质以满足生长发育，如适量的动物蛋白，以瘦肉、鸡肉、鱼肉和虾为宜。每日吃一些豆制品，提供优质的植物蛋白。

2.脂肪要限量，烹调用油选择植物油。

3.蔬菜应该多吃含糖量低且含纤维丰富的蔬菜，如青菜、菠菜等；水果应选择对血糖影响较小的水果，如柚子、猕猴桃、香蕉等。

若儿童患有糖尿病，需要终生治疗吗？

大多数儿童属于1型糖尿病，需要终生使用胰岛素治疗。正规治疗下，大多数情况不会影响儿童的生长发育和以后的生活质量。

Common Diseases

甲状腺功能亢进

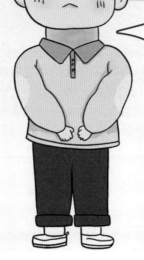

我成了大脖子妖怪了！

Hyperthyroidism

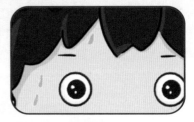

眼球突出

 孩子8岁，脖子粗已经一年了，到底怎么了？

甲状腺肿大，情绪管理有没有变化？

 吃得多，脾气特别不好，易发火，易出汗，晚上做噩梦。

有没有胸闷、心慌？

 有头晕、手抖、心慌、视力下降。

B超显示甲状腺肿大，血流丰富。化验显示甲状腺功能异常。

初步诊断为甲状腺功能亢进。

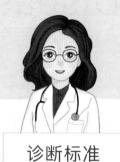

诊断标准

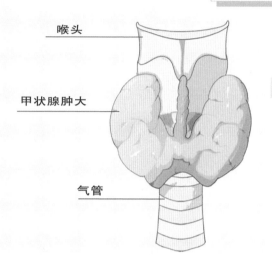

喉头

甲状腺肿大

气管

临床表现

☐ 甲状腺肿大，眼球突出，心率快，闭目平举试验阳性。

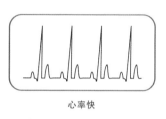

心率快

分度	标准
甲状腺Ⅰ度肿大	从外观上看不出甲状腺肿大，但是触诊时可以摸到甲状腺肿大
甲状腺Ⅱ度肿大	可以看出甲状腺肿大，也能摸到甲状腺肿大，但是肿大的甲状腺没有超过胸锁乳突肌的外缘
甲状腺Ⅲ度肿大	甲状腺肿大不但肉眼可见，而且通常会超过胸锁乳突肌的外缘

辅助检查

☐ 化验

甲状腺7项结果中的FT3、FT4上升明显，TSH下降，低于检测的最低值。

☐ 影像学检查

B超检查：甲状腺肿大，血流丰富，呈现"火海征"。

About
甲状腺功能
亢进

甲状腺功能亢进（简称甲亢）是指甲状腺腺体不适当地持续合成和分泌过多甲状腺激素而引起的内分泌疾病，简称甲亢。

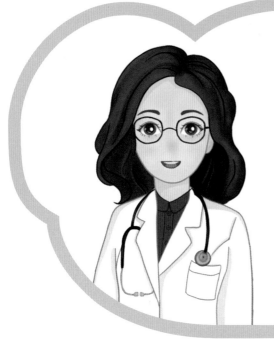

甲状腺功能亢进
Hyperthyroidism

Q 的那些问题
Question

出现哪些情况要警惕甲亢？

当出现以下四个征象时，要高度警惕甲亢：1.高代谢症候群——怕热、多汗、消瘦；2.心血管系统表现——心悸、胸闷、高血压；3.消化系统表现——食欲亢进、肝损、腹泻；4.神经精神系统表现–多言好动、易激动、焦虑、手抖。

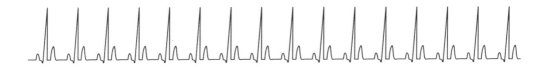

甲亢儿童为什么要定期检查甲状腺功能和血常规？

抗甲状腺药物剂量的大小因疾病程度、患者的并发症以及治疗时期不同个体存在的差异，以及治疗过程中甲状腺功能T3、T4、TSH的变化调整用药剂量。抗甲状腺药物的副作用是皮疹、白细胞减少、粒细胞减少、肝功能损害，所以在用药前要进行血常规白细胞数目检查作为对照，用药后定期复查是否出现药物副作用。

怎么治疗甲亢?

治疗甲亢的方法有三种:1.抗甲状腺药物治疗;2.碘131治疗;3.甲状腺次全切除术。以上三种方法各有利弊,需要个性化选择治疗方案。抗甲状腺药物治疗可以保留甲状腺及其部分功能,但疗程长,治愈率低,复发率高;另外两种方法疗程短,治愈率高,复发率低,但会出现甲状腺功能减退的并发症。儿童处于生长发育阶段,应首选药物治疗。

儿童甲亢自查应重点关注什么?

儿童甲亢自查除了重点关注颈前是否有肿块,吞咽时肿块是否可以上下移动,双眼是否突出,情绪管理是否失控外,还要注意有无遗传背景及感染、毒素、药物和应激等环境因素等。

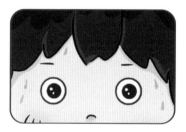

双眼突出

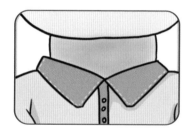

颈前肿块

哪些原因会导致儿童甲亢预后不佳?

儿童甲亢发病率随年龄增加逐渐升高,并在青春期达到高峰。使用药物过程中的心理畏惧情绪、青春期发育等因素,可能会导致服药不规律,定期随访不及时,依从性不佳。使用药物治疗,停药后易复发,且发病年龄越小,复发率越高。

甲亢儿童食用含碘盐有危险吗?

医生一般不建议甲亢儿童食用含碘盐,但有研究显示,甲亢儿童偶尔在外进餐时食用含碘盐是安全的,但应尽量避免食用含碘过于丰富的食物,比如海带、紫菜等海生植物。

G-6-PD缺乏症

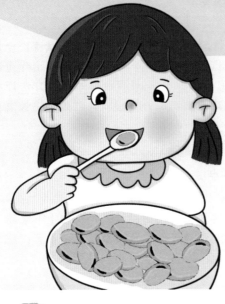

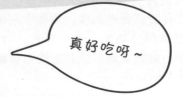

真好吃呀~

Glucose-6-Phosphate Dehydrogenase Deficiency

孩子吃了蚕豆后头昏眼花，看上去脸发黄。

贫血、巩膜黄染，小便什么颜色？
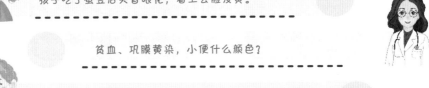

今天小便减少了，颜色像红茶一样。

有没有发热、感冒、咳嗽？有没有吃什么药？
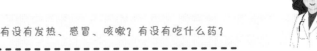

这些都没有。

以前有类似发作的病史吗？

去年这个季节好像有一次。

初步诊断为G-6-PD缺乏症！

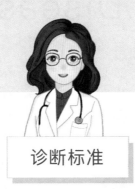

诊断标准

临床表现

进食蚕豆、豆制品等或者感染后出现黄疸、贫血、发热、头晕、呕吐、深色尿液等症状。

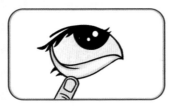

巩膜黄染，结膜苍白

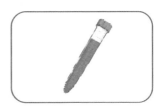

深色尿液

辅助检查

化验

血常规：血红蛋白下降，网织红细胞增多。
肝功能：胆红素异常升高，以间接胆红素为主。
高铁血红蛋白还原试验、硝基四氮唑蓝纸片法等是G-6-PD缺乏症的筛选试验，对于筛选结果呈阳性的病例，需要定量检测G-6-PD的活性以明确诊断。G-6-PD/6PGD活性比值法是目前公认的G-6-PD缺乏症确诊试验。另外，也可用分子生物学技术基因测序G-6-PD突变点。

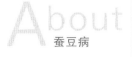

About

蚕豆病

G-6-PD缺乏症俗称蚕豆病，是由于红细胞膜的G-6-PD缺陷，导致红细胞戊糖磷酸途径中谷胱甘肽还原酶的辅酶生成减少，使得维持红细胞膜稳定性的还原型谷胱甘肽生成减少，最终导致红细胞破坏并溶血的一种遗传病。

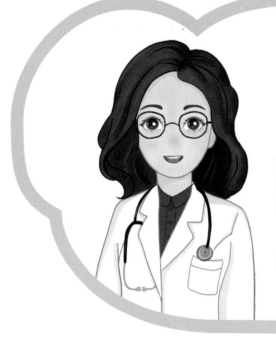

G-6-PD 缺乏症

Glucose-6-Phosphate
Dehydrogenase
Deficiency

Q 的那些问题
Question

引发蚕豆病的原因是什么？

蚕豆病是由于基因突变导致G-6-PD缺乏而引起的一种遗传溶血性疾病，患者常因食用蚕豆而发病，俗称蚕豆病。蚕豆病患者日常仅有轻微症状或无临床症状，但在某些药物、感染、蚕豆摄入等因素影响下，可发生急性溶血。

蚕豆病急性溶血的诱因是什么？

目前，已知药物（如磺胺类、砜类、解热镇痛类等）可诱使G-6-PD缺乏症患儿发生急性溶血。新鲜蚕豆富含蚕豆嘧啶，可对红细胞构成氧化应激，破坏细胞膜骨架并改变细胞形态，是G-6-PD缺乏症患者发生急性溶血的诱发因素。

蚕豆病能否筛查出来？

蚕豆病属于X染色体连锁不完全显性遗传病，发病率男多于女，我国呈南高北低的分布特点，常见于广西、海南、云南、贵州等地。蚕豆病是能提前筛查出来的，完善婚前及产前检查，避免近亲结婚，可减少蚕豆病的患病风险。新生儿出生后一周内应进行先天性疾病筛查，高胆红素血症患儿进行相关酶活性筛查，以免出现危象。

如何处理急性溶血？

蚕豆病患儿按酶的缺乏程度分为两类：一类是平时无溶血症状，但在某些诱因作用下可发生溶血性反应；另一类是在无诱因情况下出现慢性溶血。对急性溶血者，祛除诱因是关键。当发生溶血时，应供给充足的水分，注意纠正电解质失衡，口服碳酸氢钠，碱化尿液。本病是有自限性的，轻症的溶血持续1~2天或1周左右，临床症状会逐渐改善而自愈。

如何避免发生急性溶血？

确诊蚕豆病的患儿，首先终生不能吃或接触蚕豆及蚕豆制品。其次，避免接触含萘的樟脑丸、硝基漆等化学物质。再次，患病就诊时要告知接诊医生患有此疾病，避免部分药物如磺胺类、解热镇痛药、抗疟疾等的使用。同样，哺乳期的妈妈如果吃了上述这些药物，也会引起患有蚕豆病的宝宝发生急性溶血。

红细胞破碎

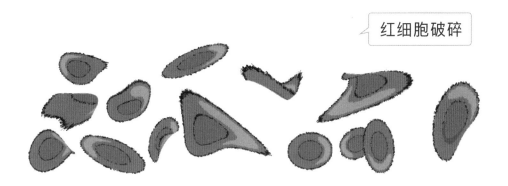

蚕豆病患者就诊须知

患儿就诊时，需要告知接诊医生蚕豆病患病史，以便医生排查是否发生急性溶血。如有诱因可能导致溶血，也应告知医生。对疾病治疗使用药物时，应告知蚕豆病禁用药物和慎用药物，可以随身携带好专科医院制作的蚕豆病就诊注意清单。

3 Infectious Diseases
探秘儿童传染病

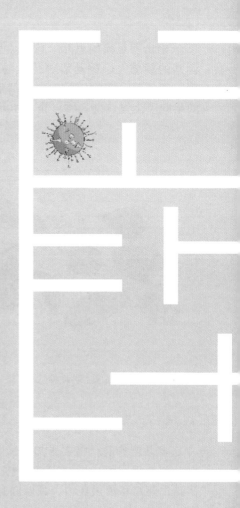

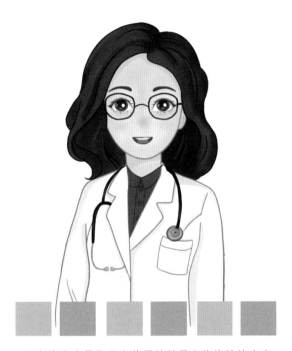

儿童传染病是指儿童获得的并具有传染性的疾病

可能是由病毒、细菌、真菌、寄生虫和其他有害微生物引起的

预防是最好的治疗

早期发现和治疗是关键

及时发现和治疗传染病，以防止更严重的后果

遇见诊室故事　探秘儿科疾病

流行性感冒

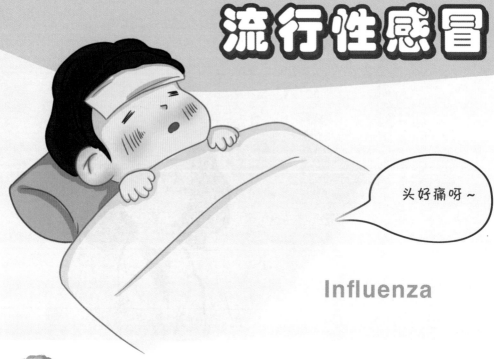

头好痛呀~

Influenza

 孩子昨晚发烧了，最高40℃。

还有其他症状吗？

 微咳，手足酸痛，没有呕吐和腹泻。

用过哪些药？同学或者家人有发热吗？

已经吃了退烧药和消炎药，同学好多发烧的。

 咽部充血，扁桃体充血、红肿。

 初步诊断为流行性感冒。

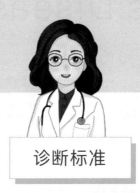

诊断标准

临床表现

主要以发热、头痛、肌痛和全身不适起病，体温可达39℃~40℃，可有畏寒、寒战，多伴全身肌肉关节酸痛、乏力、食欲减退等症状，常有咽喉痛、干咳，眼结膜充血等。儿童的发热程度通常高于成人，可有恶心、呕吐、腹泻等消化道症状。新生儿可仅表现为嗜睡、拒奶、呼吸暂停等。

流行病学史

发病前7天内在无有效个人防护的情况下，与疑似或确诊流感患者有密切接触，或属于流感样病例聚集发病者之一，或有明确传染他人的证据。

辅助检查

具有以下一种或者多种病原学检测结果阳性：
1.流感病毒核酸检测阳性。
2.流感抗原检测阳性。
3.流感病毒培养分离阳性。
4. 急性期和恢复期双份血清的流感病毒特异性IgG抗体水平有4倍或以上升高。

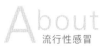

About
流行性感冒

流行性感冒（简称流感）是由流感病毒（主要是甲流和乙流）引起的常见的急性呼吸道传染病，主要有发热、头痛、肌痛和全身不适等症状，经空气飞沫传播，传播力强，人群普遍易感，可在短时间内引起爆发和流行。

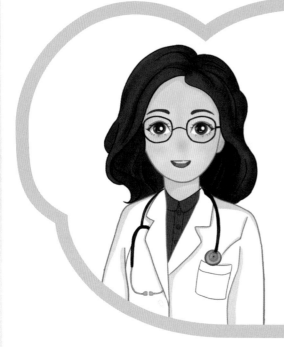

流行性感冒

Influenza

Q 的那些问题
uestion

流感反复发热，该如何正确使用退热药？

流感出现高热（体温＞38.5℃）时，可使用退热药物。儿童常用的退热药有布洛芬、对乙酰氨基酚等。高热时可联合应用物理降温，如用温热的毛巾擦拭、贴退热贴等散热。不建议短时间内（4~6小时）反复使用退热药物。

流感出现哪些情况需要及时就医？

因流感会出现重症或危重症病例，如呼吸衰竭、急性坏死性脑病、休克等，因此当出现体温≥41℃的超高热、严重喘息、发绀、惊厥、昏迷、嗜睡等神经系统症状，或者出现严重肌肉疼痛伴随血尿、心悸、胸闷、胸痛等疑似流感合并并发症等情况时，需要及时就医。

怎么治疗流感？

一般治疗：居家隔离，保持房间通风，充分休息，多饮水，饮食应易于消化和富有营养。出现发热、咳嗽等症状时，给予对症治疗，密切观察病情变化。

有基础疾病的高危人群，应尽早进行抗病毒治疗，可减轻症状，并减少并发症。特异性抗病毒药物有奥司他韦、扎那米韦等。

Infectious Diseases

探秘儿童传染病

接种流感疫苗需要注意什么?

接种流感疫苗是预防流感最有效的手段,可降低患流感和发生严重并发症的风险。在流感流行高峰前1~2个月接种流感疫苗,能更有效地发挥疫苗的保护作用。9月和10月是最佳的接种时机,接种疫苗后,通常2周左右产生抗体,抗体在体内能持续1年。因此,每年接种流感疫苗,才能达到最佳的免疫保护效果。

如果家人得了流感,其他人该怎么预防?

感染者是流感的主要传染源,通过打喷嚏和咳嗽等飞沫传播,经口腔、鼻腔、眼睛等黏膜直接或间接接触感染。家人得了流感时应主动单间隔离,勤洗手,保持环境清洁和通风。有高风险者未接种疫苗或接种疫苗后尚未获得免疫力的,可进行暴露后48小时内服用药物预防,建议不要迟于暴露后48小时用药,可一天服用一次奥司他韦等,连续服用7天。

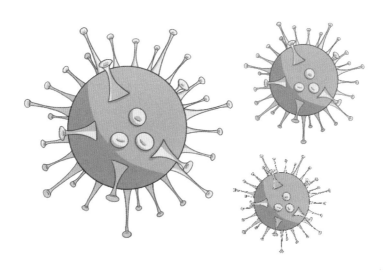

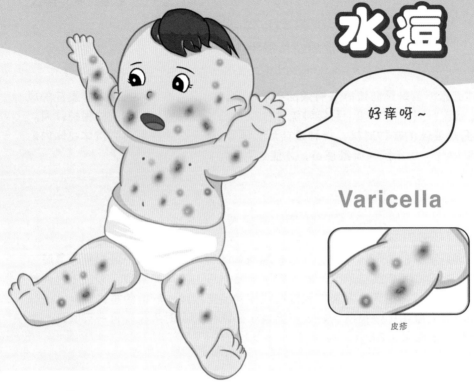

水痘

好痒呀~

Varicella

皮疹

孩子昨晚出了好多疹子，痒。

发热吗？有没有咳嗽、头痛、呕吐、胸闷？

昨天发烧了，吃了退热药。其他症状都没有。

有没有接触类似出疹子的人？接种过水痘疫苗吗？

老师说最近班中有出疹子的学生。没有接种水痘疫苗。

初步诊断为水痘。

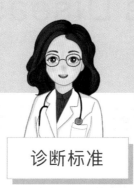

诊断标准

临床表现

☐ 起病较急，在皮疹出现前可有发热、头痛、全身倦怠、恶心、呕吐、腹痛等前驱症状。皮疹先发于头皮、躯干受压部分，皮损呈现由细小的红色斑丘疹→疱疹→结痂→脱痂的演变过程。呈向心性分布，主要发生在胸、腹、背，四肢很少。

| 丘疹 | 疱疹 | 脐凹症 | 结痂 |

流行病学史

☐ 冬、春两季多发，高发年龄为6~9岁，传染力强，起病2~3周内有水痘患者接触史。

辅助检查

☐ 化验

血常规：白细胞正常或稍低。
疱疹液体培养或镜检：发现水痘–带状疱疹病毒。
补体结合试验：抗体高滴度或双份血清抗体滴度有4倍以上升高。

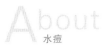

About
水痘

水痘是由水痘–带状疱疹病毒初次感染引起的，以发热及皮肤和黏膜成批出现周身性红色斑丘疹、疱疹、痂疹为特征，主要发生在胸、腹、背，四肢很少。

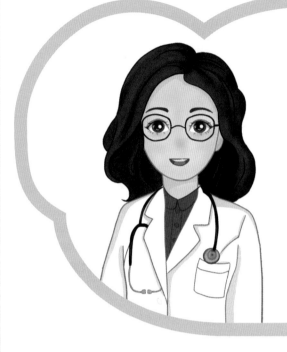

水痘
Varicella

Question 的那些问题

哪些情况需要及时就医?

水痘患者一般预后良好,但也可出现脑炎、肺炎、出血性紫癜等并发症。当出现以下情况时,应及时就医:

1.持续高热不退、咳嗽、咳血、胸闷。

2.有进行性、弥漫性水疱疹,甚至出血性疱疹。

3.出现头晕、呕吐、嗜睡、抽搐等。

4.新生儿得了水痘,出现严重的病变。

怎么治疗水痘?

水痘是一种自限性疾病,其治疗主要是对症治疗。发热可药物退热或物理退热,皮疹可涂抹炉甘石洗剂,用于止痒和收敛。注意皮肤卫生,防止继发细菌感染。对于病情严重或有并发症的水痘患者,需要进行抗病毒治疗,常用的特异性抗病毒药物有阿昔洛韦等。

Infectious Diseases

探秘儿童传染病

同学得了水痘，应该怎样预防？

水痘是一种传染病，传播能力极强，未接种过水痘疫苗的人普遍易感。水痘的主要传播途径为空气飞沫传播，或接触病人的疱疹液传播。在适宜的条件下，病毒可在环境中存活1周左右。当班中有同学患此病时，应做好必要的防护，保持1米以上的社交距离，佩戴外科口罩，做好环境卫生消毒，注意手卫生，未接种水痘疫苗者要及时接种水痘疫苗。

水痘治愈后，还会再得吗？

因致病菌是水痘–带状疱疹病毒，初次感染的表现是水痘，在体内可产生特异性抗体，使机体能够获得持久的免疫力，因此一般不会再次感染水痘。痊愈后，病毒潜伏在体内，当人体免疫力较低时，会再次出现症状，表现为带状疱疹，并且容易反复发作。

水痘治愈后，会留疤吗？

由于水痘–带状疱疹病毒主要侵犯的是皮肤的表皮细胞，病变比较表浅，因此通常愈合是不留疤痕的。如果皮肤瘙痒，抓破继发细菌感染，病变则会延伸到真皮以下，形成局部色素沉着或减退，甚至明显的疤痕。

接种过水痘疫苗，还会得水痘吗？

水痘疫苗是预防水痘的有效方法，但是并不代表可以彻底预防。接种水痘减毒活疫苗的易感儿童在接种后可预防绝大部分的水痘，以及严重的水痘病变。由于水痘潜伏期为12～21天，疫苗接种产生抗体的时间一般为2周左右，因此尚未产生抗体的窗口期可感染水痘。

流行性腮腺炎

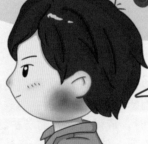

下巴好痛呀！
不能吃东西啦！

Mumps

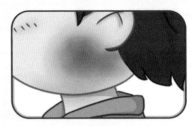

腮腺肿痛

昨天发现孩子脖子两边肿痛，今天加重了！

肿痛有先后顺序吗？发热吗？

起先左边，然后右边。吃饭时痛，有发热。

腮腺肿胀明显。有头痛和腹痛吗？打过疫苗吗？

没有头痛，也没有腹痛，按计划全程接种疫苗了。

初步诊断为流行性腮腺炎

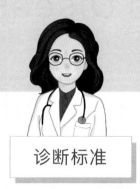

诊断标准

临床表现

☐ 起病大多较急，有发热、畏寒、头痛、肌痛、咽痛、食欲不佳、恶心、呕吐、全身不适等症状，数小时后出现腮腺肿痛，逐渐明显，通常一侧肿胀后累及对侧，可合并有颌下腺或舌下腺肿痛，腮腺管口可见红肿。

流行病学史

☐ 1~3周内曾有流行性腮腺炎病人密切接触史。

辅助检查

☐ 化验

血常规：白细胞计数正常或稍低，血和尿淀粉酶升高。
补体结合实验或酶联免疫吸附试验：补体结合抗体，抗S抗体早期阳性，恢复期双份血清有4倍以上升高。
体液病毒培养：检出流行性腮腺炎病毒。

☐ 影像学检查

B超：腮腺弥漫性肿大，血流信号增多，可合并周围淋巴结肿大。

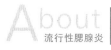

流行性腮腺炎（简称流腮）是由流行性腮腺炎病毒引起的小儿常见的急性呼吸道传染病。它是以腮腺肿胀及疼痛为特点的非化脓性炎症，全身其他腺体组织也可受累。

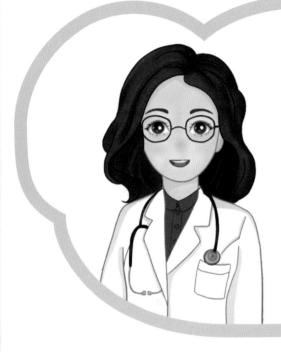

流行性腮腺炎

Mumps

Question 的那些问题

流行性腮腺炎高发季节该如何预防?

流行性腮腺炎好发于冬、春季,是儿童和青少年期常见的呼吸道传染病,主要通过飞沫和接触传播。接种腮腺炎疫苗是预防的关键,可通过正确佩戴口罩、勤洗手、注意个人卫生来预防。高发季节尽量少去人多的公共场所,及时补充营养及维生素,多喝水,合理安排作息,规律生活。

流行性腮腺炎会出现哪些腮腺外的并发症?

流行性腮腺炎是自限性疾病,一般预后良好,但是也会出现其他器官的并发症,神经系统并发症(脑炎、脑膜脑炎和脑脊髓膜炎等)、生殖系统并发症(睾丸炎或卵巢炎)、消化系统并发症(急性胰腺炎)、其他疾病(肾炎、心肌炎、心包炎、肝炎、关节炎)等。

Infectious Diseases

探秘儿童传染病

同样是腮腺肿痛，如何区别化脓性腮腺炎和流行性腮腺炎？

两者的表现虽然都是以腮腺区肿痛为主，但还是有很大的差别。化脓性腮腺炎常多次发作，且均为同侧，挤压腮腺可见腮腺导管开口有脓液流出，局部表面皮肤红肿、压痛，血常规白细胞及中性粒细胞增高，使用抗生素治疗有效。流行性腮腺炎起病先一侧，后发展成两侧，腮腺管口红肿，无脓性分泌物，血常规白细胞计数正常或稍低，使用抗生素治疗无效。

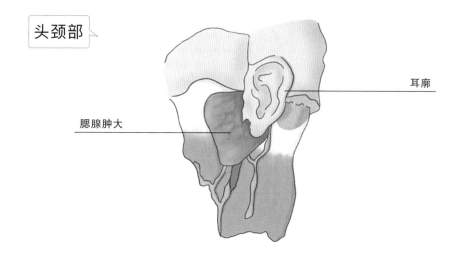

头颈部

耳廓

腮腺肿大

怎么治疗流行性腮腺炎？

目前尚缺乏治疗流行性腮腺炎的特效药物，使用抗生素治疗无效，主要是对症和支持治疗。患儿应卧床休息，对症治疗，直至肿痛完全消失。高热、剧烈疼痛时，可使用对乙酰氨基酚或布洛芬。出现并发症时，需要及时就医。

儿童得过流行性腮腺炎，成年后会不育吗？

流行性腮腺炎可出现生殖器官并发症，常见于青少年或成人，儿童期少见。青少年发生睾丸炎，可伴有阴囊肿胀、皮肤发红等症状。卵巢炎可伴有腰部酸痛、下腹部压痛、月经失调等症状。一般单侧较多，偶见双侧，成年后与不育症有关联。

Infectious Diseases

遇见诊室故事 探秘儿科疾病

百日咳

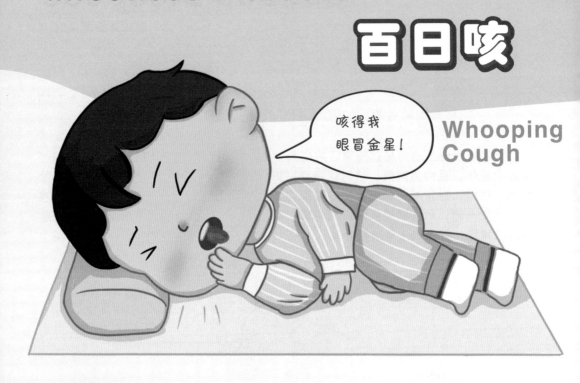

Whooping Cough

孩子老是咳嗽，停不下来，吃了很多药，但越来越严重。

咳嗽是白天多还是晚上多？

夜里咳嗽多，咳时脸涨得通红，喘不过气来。

咳嗽多久了？咳嗽时有没有鸡打鸣一样的回声？

已经一个月了，咳嗽得厉害，咳嗽完后有鸡打鸣样声音。

初步诊断为百日咳。

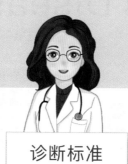

诊断标准

临床表现

☐ 无热或低热，咳嗽频率和严重程度均进行性增加，咳嗽后有鸡鸣样回声、呼吸暂停，或者咳嗽后有呕吐、发绀、抽搐等症状。

流行病学史

☐ 密切接触过长期无发热咳嗽的患者。

辅助检查

☐ 化验

实验室检查有以下任何一种情况即可确诊。

1. 0~3月婴儿血常规：提示白细胞计数明显增多($\geqslant 20 \times 10^9$/L)，伴淋巴细胞增多症(淋巴细胞的比例$\geqslant 60\%$)。

2. PCR检测：检出百日咳鲍特菌核酸。

3. 痰培养：检出百日咳鲍特菌。

4. 血清百日咳毒素抗体：发病初期与恢复期双份滴度有4倍以上升高。

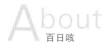

About 百日咳

百日咳是由百日咳鲍特菌引起的急性呼吸道传染病。冬、春季节高发，表现为阵发性痉挛样咳嗽，伴有深长的鸡鸣样的吸气性吼声，病程可长达2~3个月，故称百日咳。

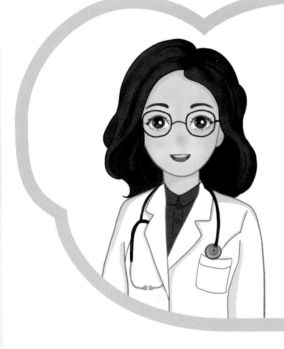

百日咳

Whooping Cough

Question 的那些问题

百日咳是如何传染的?

百日咳具有高度的传染性,传染源主要是患者、隐性感染者和百日咳菌携带者。百日咳鲍特菌可以在鼻、咽部密集聚集,当咳嗽或打喷嚏时,病原菌随飞沫可以迅速传播,易感者吸入带菌飞沫而被感染。另外,在空气不流通、环境比较封闭的地方,百日咳可以通过气溶胶传播。

如何区别百日咳咳嗽与普通咳嗽?

百日咳咳嗽表现为进行性加重,痉挛性咳嗽,症状明显,咳嗽后出现脸涨红、呕吐等症状。咳嗽终末期会有鸡鸣样的吸气回声,夜间为重。咳嗽病程可长达2~3个月。普通咳嗽一般是干咳、湿咳或喉咙痒,伴有鼻塞、流涕等症状,是机体为了排出呼吸道分泌物而做出的防御反射性动作,通常经过1~2周后逐渐好转,症状消失。

Infectious Diseases

探秘儿童传染病

怎么治疗百日咳?

百日咳的治疗方法:一是抗菌治疗,首选大环内酯类抗生素,如红霉素、阿奇霉素、罗红霉素或克拉霉素等,疗效与用药早晚有关;二是对症治疗,呼吸道隔离,保持室内空气流通,营造舒适的环境,避免刺激诱发患儿痉咳,控制咳嗽,使用祛痰解痉药物,可雾化吸入或吸痰护理,积极治疗并发症。

什么情况需要及时就医?

百日咳可合并肺炎、窒息、脑病等严重并发症。年龄越小,风险越大,病程越长,迁延不愈。当出现痉挛性咳嗽,屏气或者面唇青紫、气促、喘息、呼吸困难的表现,又或出现精神萎靡、烦躁、嗜睡、惊厥、恶心呕吐、少吃的表现时,应及时就医。

为什么低年龄儿童多见百日咳?

人群对百日咳普遍易感,婴幼儿发病率最高。因疫苗接种产生的抗体随年龄增长而下降,孕妇特异性抗体通过胎盘进入胎儿少,故低龄婴儿对百日咳的抵抗力弱。另外,百白破疫苗基础免疫年龄为出生后3月、4月、5月龄,完成3剂次才能产生有效的免疫力,因此6个月以下婴幼儿发病较多。

百日咳痉咳期如何护理?

发生痉挛性咳嗽时,应采取侧卧位或坐位,家属拍背排痰,拍背时注意有无青紫,注意保持呼吸道通畅。可适量饮水,使用祛痰药物,配合雾化治疗,必要时需要吸痰护理,以避免痰液堵塞引起窒息。合理喂养,避免大量进食引起呛咳,避免哭闹、受凉、情绪激动等。

肺结核

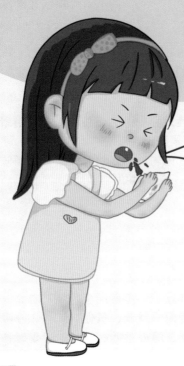

好可怕啊~
怎么有血呀？

Pulmonary Tuberculosis

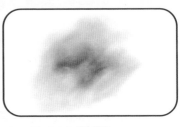

痰中带血

孩子低热1个月了，偶尔咳嗽，还瘦了。

最高体温多少？咳痰吗？

最高37.8 ℃，偶尔咳，还有点血痰。

出汗多吗？家人患有特殊疾病吗？

出汗多，爷爷患过肺结核。

卡介苗接种后未产生疤痕，胸部CT报告提示肺结核。

初步诊断为肺结核。

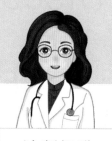

诊断标准

临床表现

全身结核中毒症状，包括原因不明的发热超过2周，多为间歇性或午后低热，伴夜间盗汗、食欲差、乏力等症状。持续咳嗽超过2~3周，多为干咳，也可出现喘息、呛咳、气促、胸痛等症状。

流行病学史

1.有可疑结核病密切接触史或来自结核病高发地区的儿童。
2.临床具有疑似肺结核的相关症状、体征。
3.肺结核待排查的特殊人群。

辅助检查

化验

结核菌素纯化蛋白衍生物皮试阳性，或重组融合蛋白皮试阳性，或γ–干扰素释放试验阳性。

痰、支气管肺泡灌洗液、胃液、胸腔积液、组织标本等抗酸染色阳性，或结核分枝杆菌培养阳性，或分子生物学检测结核分枝杆菌核酸阳性，或病理学结果阳性。

影像学检查

胸片或CT：提示原发综合征和胸内淋巴结结核、干酪性肺炎、血行播散性肺结核等活动性肺结核表现。

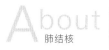

About
肺结核

肺结核是指发生在肺组织、气管、支气管和胸膜的结核病变，是由结核杆菌感染引起的一种慢性传染性疾病，占各器官结核病总数的80%~90%。

Infectious Diseases

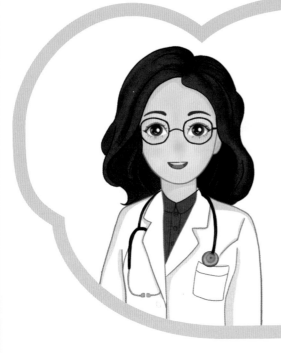

肺结核

Pulmonary Tuberculosis

Q 的那些问题
uestion

儿童肺结核有传染性吗?

肺结核属于乙类传染病,痰中带菌的肺结核患者是主要的传染源,所以痰涂片结核杆菌阳性或胸部影像学上有空洞是有传染性的,主要经空气飞沫呼吸道传播,少部分因通风不良,在狭小空间内传播。先天性结核病主要通过孕母结核垂直传播给婴儿。

肺结核有哪些严重的并发症?

肺结核可并发气胸、纵隔气肿、胸腔积液、呼吸窘迫综合征等严重并发症。结核杆菌也可借血液循环播散到全身各个脏器,引发肺外结核病,如结核性脑膜炎、腹腔结核、淋巴结结核、泌尿生殖道结核、结核性心包炎、结核性皮肤病、关节结核、中耳结核等。

Infectious Diseases

探秘儿童传染病

肺结核能治愈吗？会复发吗？

肺结核是一个可以治愈的疾病。目前，使用抗结核药物能够完全杀死肺结核杆菌。大多数的肺结核患儿经过正规抗结核治疗，以及生活、饮食方面的自我调理，可以完全治愈，不会复发。少部分肺结核患儿因感染多重耐药结核分枝杆菌或使用药物依从性不佳、自身合并其他免疫性疾病等情况，增加了治愈难度。

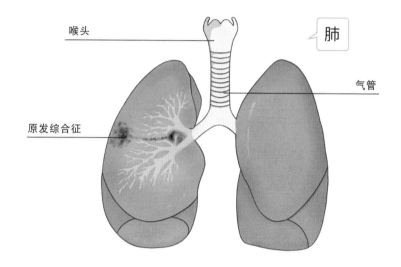

喉头

原发综合征

肺

气管

怎么治疗肺结核？

肺结核的治疗包括抗结核化学治疗、对症治疗以及手术治疗等，其中抗结核化学治疗是核心。治疗原则为早期、规律、全程、适量、联合治疗。根据疾病的不同类型，选择合适的抗结核化学治疗方案，当出现发热、咳嗽、咯血等症状时，给予对症治疗。

接种卡介苗后，还会得肺结核吗？

卡介苗是一种牛型结核分枝杆菌减毒株，是目前预防与控制结核病的有效措施。因卡介苗产生的保护性效应并非持续终生，所以接种卡介苗后仍有可能得肺结核。另外，对免疫低下的人群，可能产生不了足够的保护力，结核菌侵入人体时可发生感染。

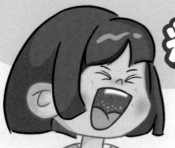

疱疹性咽峡炎

嘴巴好痛呀!
不能吃东西啦!

Herpangina

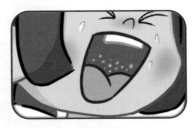

咽颊部疱疹

孩子高热2天了,反复发热,一直流口水。

喉咙痛吗?食欲好吗?

不肯吃东西,喉咙痛,有阵性肚子不舒服。

检查发现咽颊部有疱疹,手、足没有疱疹。

孩子班里好几个同学有类似症状。

初步诊断为疱疹性咽峡炎。

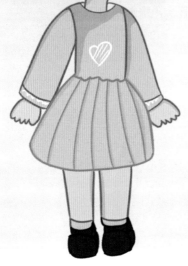

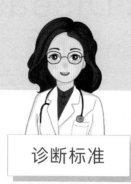

诊断标准

临床表现

□ 突发咽痛和高热，可伴咳嗽、流涕、呕吐、腹泻，体检发现咽腭弓、软腭、悬雍垂及扁桃体上有灰白色疱疹和溃疡。

流行病学史

□ 常见于婴幼儿，春、夏季为主要流行季节，当地托幼机构及周围人群有疱疹性咽峡炎或手足口病流行，发病前与疱疹性咽峡炎或手足口病患儿有直接或间接接触史。

辅助检查

□ 化验

实验室检查有以下任何一种情况即可确诊。
1.肠道病毒特异性核酸检查阳性。
2.疱疹液中分离出肠道病毒。
3.急性期血清肠道病毒IgM抗体阳性。
4.恢复期血清相关肠道病毒中和抗体比急性期有4倍及以上升高。

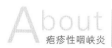

About
疱疹性咽峡炎

疱疹性咽峡炎是以急性发热和咽颊部疱疹为特征的传染性疾病，多由柯萨奇病毒A组、B组和肠道病毒等感染引起。

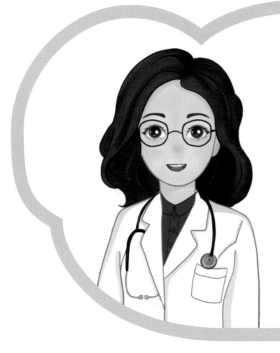

疱疹性
咽峡炎
Herpangina

Q 的那些问题
Question

疱疹性咽峡炎是如何传染的？

疱疹性咽峡炎是由肠道病毒等感染引起的，传染性强，主要经过粪–口传播，呼吸道飞沫、患者的口鼻分泌物、皮肤或黏膜疱疹液及被污染的手及物品也可造成传播。疱疹性咽峡炎主要在春、夏季节容易传播，流行期间幼托机构、早教机构等易感人群中容易爆发流行。

疱疹性咽峡炎有哪些严重的并发症？

疱疹性咽峡炎患儿的全身和咽部症状一般预后良好，不会出现严重并发症。个别患儿可并发脑炎、无菌性脑膜炎、急性迟缓性麻痹、肺水肿、肺出血、心肌炎、心力衰竭等严重并发症，甚至导致死亡。

Infectious Diseases

探秘儿童传染病

怎么治疗疱疹性咽峡炎？

疱疹性咽峡炎是一种自限性疾病，一周左右可自愈，目前无特效抗肠道病毒药物。应居家隔离2周，保持室内清洁及空气流通，注意清淡饮食及口腔护理。出现高热可对症处理，物理降温及药物降温。发生高热惊厥时，需要及时止惊治疗，以及其他对症处理。

得了疱疹性咽峡炎，饮食应注意什么？

为了减轻咽喉部的刺激及疼痛，尽量让孩子饮用凉开水、冷一些的牛奶，也可适量饮用橙汁、梨汁等，补充大量的维生素。可把新鲜蔬菜和高蛋白食物加工成流质饮食，以增强免疫力。进食前，可用一些清凉祛热的喷雾剂减轻口腔的疼痛感；进食后，保持口腔清洁，可以用淡盐水漱口。

如何辨别疱疹性咽峡炎与手足口病？

疱疹性咽峡炎与手足口病都是由肠道病毒感染引起的，但致病的病毒有所差别。病情早期的临床表现类似，但典型的疱疹表现是有差别的，其中疱疹性咽峡炎的疱疹病变局限在口腔咽峡部，手足口病的疱疹病变在口腔上颚、口唇、手、足，甚至臀部、膝盖、手肘部位等。

疱疹性咽峡炎会反复吗？

疱疹性咽峡炎的致病病毒有20余种，不同年龄的人均可患此病，不同血清型的病毒间不能产生交叉免疫，在流行季节或者患儿免疫力低下时，可反复出现疱疹性咽峡炎发作。

手足口病

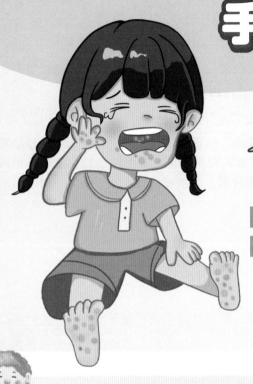

怎么这么多痘痘呀？

Hand-foot-mouth Disease

孩子的手、脚怎么起了好多红疹？

发热吗？喉咙痛吗？

昨天发热，喉咙痛，不吃东西，流口水。
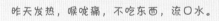

检查发现口咽有疱疹，手、脚及臀部也有疱疹。

这是什么病？前两天一起玩的孩子也有这样的红疹。

接种过手足口病疫苗吗？

没有接种。

初步诊断为手足口病。

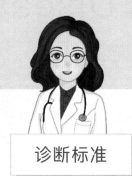

诊断标准

临床表现

☐ 发热，伴有手、足、口、臀部皮疹，可伴有咳嗽、流涕、食欲不振等症状。典型的皮疹表现为斑丘疹、丘疹、疱疹，极少数病例皮疹不典型，部分病例仅表现为脑炎或脑膜炎等。

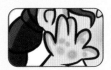
手部疱疹

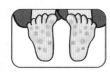
足部疱疹

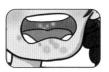
口咽部疱疹

流行病学史

☐ 常见于5岁以下儿童，流行季节主要为夏、秋季。当地托幼机构及周围人群有手足口病流行，发病前与手足口病患儿有直接或间接接触史。

辅助检查

☐ 化验

1.肠道病毒（CV–A16、EV–A71等）特异性核酸检查阳性。
2.疱疹液中分离出肠道病毒，并鉴定为CV–A16、EV–A71或其他可引起手足口病的肠道病毒。
3.急性期血清相关病毒IgM抗体阳性。
4.恢复期血清相关肠道病毒的中和抗体比急性期有4倍及以上升高。

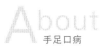

About
手足口病

手足口病是由肠道病毒引起的儿童常见传染病，潜伏期多为2~10天，以发热和口腔、手、足等部位的皮疹或疱疹为主要特征，好发于6月龄至5岁的儿童。

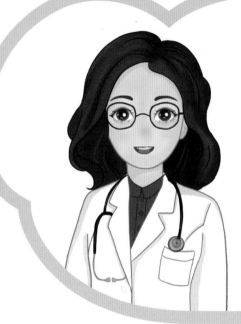

手足口病

Hand-foot-mouth Disease

Question 的那些问题

手足口病是如何传染的?

手足口病的传染性较强,传播途径较为复杂,主要通过接触传播。接触感染者或被病毒污染的毛巾、手绢、玩具、食具、奶具以及床上用品、内衣等,可引起感染;还可通过呼吸道飞沫传播;饮用或食入被病毒污染的水和食物,亦可感染。

哪些情况需要及时就医?

大多数手足口病病情较轻,无需特殊治疗即可康复。但要警惕重症病例,以下情况需要及时就医:1.持续高热(>39 ℃),常规退热效果不佳;2.精神差、呕吐、易惊、肢体抖动、无力;3.呼吸、心率增快;4.四肢发凉、出冷汗;5.血糖明显增高,血压增高;6.外周血白细胞计数明显增多。

Infectious Diseases

探秘儿童传染病

手足口病有哪些严重的并发症？

手足口病一般不会引起并发症，但抵抗力较差或治疗不及时可出现严重的并发症，如心肌炎、肺炎、病毒性脑膜炎、急性迟缓性麻痹等，甚至出现心肺功能衰竭、神经源性肺水肿、休克等。

怎么治疗手足口病？

目前，尚无特效抗肠道病毒药物，早期使用利巴韦林等广谱抗病毒药物有一定的疗效。通常需要注意隔离，避免交叉感染，清淡饮食，做好口腔和皮肤护理即可。其他症状对症处理，积极控制高热，物理降温或药物降温，补充水分。出现惊厥、抽搐时，需要及时止痉，保持患儿安静，保持呼吸道通畅，及时送医。

手足口病治愈后，会出现指甲脱落和脱皮吗？

手足口病治愈后，可能会出现指甲脱落的情况，可能是单个指甲，也可能是多个指甲同时脱落，这是一种无痛性、非炎症性的指甲异常，脱甲时间一般为患手足口病后20~60天，属于暂时性脱落，一般无需任何治疗。手足口病治愈后，也可出现脱皮的情况，这是病情恢复的表现，属于自然现象，平时注意皮肤护理即可。

得了手足口病，还会再得吗？

手足口病的致病肠道病毒有20多种，因病毒之间没有交叉免疫保护作用，故曾经感染过手足口病，还是有可能再次感染其他肠道病毒引起的手足口病。接种EV-A71型灭活手足口病疫苗，可预防和减低重症手足口病的发生率。

轮状病毒性胃肠炎

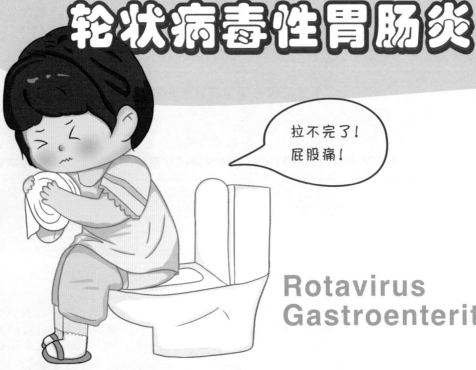

拉不完了！
屁股痛！

Rotavirus
Gastroenteritis

 孩子今天一直吐，吐了五六次，吃什么吐什么。

有没有吃坏东西？

 没有，同吃的家人都没有类似情况。

腹泻吗？大便有脓血吗？

 腹泻了5~6次，大便蛋花汤样，没有血丝。

大便化验提示轮状病毒抗原阳性。

初步诊断为轮状病毒性胃肠炎。

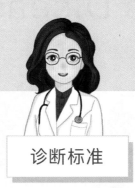

诊断标准

临床表现

☐ 婴幼儿秋、冬季节出现发热、呕吐及水样便腹泻等症状，可伴有腹胀、腹痛。部分患儿早期可有流涕、喷嚏等感冒症状。

流行病学史

☐ 发病高峰在秋、冬寒冷季节(12月～次年2月)，有轮状病毒肠炎感染者及周围物品环境的直接或间接接触史。

辅助检查

☐ 化验

病原学检查：粪便轮状病毒抗原检测阳性。
血常规：白细胞总数和分类多数正常。
粪便常规：镜检正常或偶见少许白细胞。

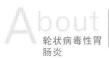

About
轮状病毒性胃肠炎

轮状病毒性胃肠炎是由轮状病毒感染所致的急性消化道传染病。一般多发于6~24月龄婴幼儿，秋、冬季节高发，所以也叫秋季腹泻。

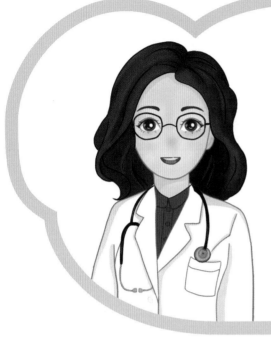

轮状病毒性胃肠炎
Rotavirus Gastroenteritis

Q 的那些问题
Question

> 轮状病毒性胃肠炎是如何传染的?

感染者、恢复期排毒者以及无症状感染者都是传染源,主要通过消化道传播,也可通过人与人之间接触传播。粪便及患者接触的玩具、食物均含有轮状病毒,病毒颗粒可存在于空气中,空气飞沫也有可能传播此疾病。

> 轮状病毒性胃肠炎有哪些严重的并发症?

轮状病毒性胃肠炎是一种自愈性疾病,但也会出现严重的并发症,如严重脱水、酸中毒、电解质紊乱等。轮状病毒可侵犯人体的多个脏器,可并发脑炎、心肌炎、肠套叠、胃肠道出血、过敏性紫癜、溶血性尿毒综合征等。

Infectious Diseases

探秘儿童传染病

轮状病毒性胃肠炎有特效药吗？如何治疗？

大部分病情较轻、病程短，可自行恢复。目前，暂无特效抗病毒药物，主要根据不同的临床表现和实验室检测，给予口服补液盐，纠正脱水和电解质紊乱、止泻、调节肠道菌群等。其他治疗措施包括饮食疗法、补锌治疗等。一般抗生素治疗无效，出现精神萎靡、尿量减少等表现时，应及时就医，需要静脉补液营养支持等综合治疗。

得了轮状病毒性胃肠炎，如何合理饮食？

根据患儿的年龄和饮食习惯，尽快恢复饮食有助于肠道炎症的修复。母乳喂养的患儿应该继续按需喂养。配方奶粉喂养的患儿在补充足够的水分以满足能量和营养的前提下，可选择无乳糖或低乳糖配方奶粉继续喂养。对于年龄稍长的儿童，饮食不受限制，主要目的是保证足够的能量摄入，饮食清淡、易消化。

如何预防轮状病毒性胃肠炎？

1.早期发现并隔离感染患者，加强饮食、饮水卫生，勤洗手、常通风，做好患者的粪便清理工作，将尿布放到密封袋后再丢弃。

2.疾病流行季节之前，对高危和易感儿童接种轮状病毒疫苗；疾病流行期间，减少聚集。

接种轮状病毒疫苗的时机和注意事项是什么？

接种轮状病毒疫苗是预防本病的最有效手段。建议孩子健康时及疾病流行季节前，一般7~10月时接种该疫苗。在秋季腹泻高发期，不推荐接种该疫苗。最适接种年龄为1.5月龄~3岁。患有严重疾病或者急、慢性感染性疾病，严重营养不良，对疫苗过敏，有免疫缺陷或正在接受免疫抑制治疗的患儿不推荐接种该疫苗。

蛲虫病

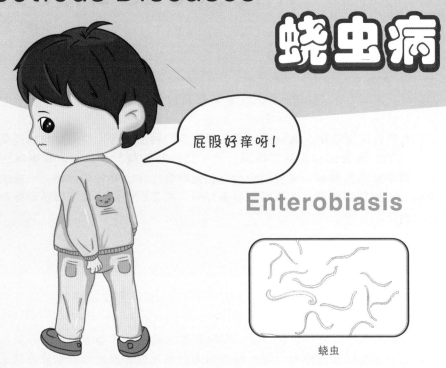

屁股好痒呀!

Enterobiasis

蛲虫

孩子最近晚上总是用手抓屁股，说屁股痒。

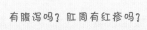

有腹泻吗？肛周有红疹吗？

没有腹泻，肛周抓得都红了，涂了药膏，但效果不佳。

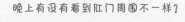

晚上有没有看到肛门周围不一样？

对了，晚上曾看到过肛门口有会动的白色棉絮样物。

初步诊断为蛲虫病。

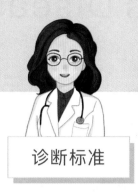

诊断标准

临床表现

☐ 肛门及会阴部皮肤瘙痒，尤以夜间为甚。抓破后，皮肤出现充血、皮疹、湿疹、脱屑等症状，严重者可诱发细菌感染。

流行病学史

☐ 有与蛲虫感染者共同生活史或工作史，多见于幼托机构及中小学校等人群密集、卫生条件较差的场所。

辅助检查

☐ 化验

虫卵检查：胶带纸肛拭法或者棉签肛拭法玻片镜检发现虫卵。

成虫检查：待儿童入睡后1~3小时，将其侧卧，使肛门暴露在灯光下，仔细检查肛门周围，若发现白色小虫，用镊子夹住，放入盛有70%乙醇的小瓶内，镜检成虫，可持续观察3~5天。

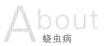

About 蛲虫病 蛲虫病是由蠕形住肠线虫寄生于人体肠道而引起的一种传染病。常表现为肛周瘙痒，夜间尤甚，以肛周或大便见到蛲虫为主要特征。

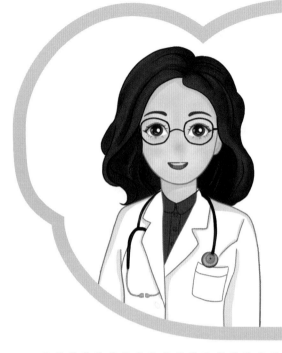

蛲虫病

Enterobiasis

Q 的那些问题 Question

蛲虫病是如何传染的?

蛲虫感染者和蛲虫病患者是传染源,肛—手—口的直接感染是主要传播途径。可直接自体传播,也可间接接触传播,通过接触被污染的衣物、玩具、被褥、床单等物品感染。蛲虫病的传染性很强,多见于儿童,在托儿所、幼儿园及中小学校等人群密集地多发。

怎么治疗蛲虫病?

蛲虫病是儿童常见的寄生虫感染疾病,治疗原则为驱虫和杀虫治疗,同时要注意日常生活习惯。药物治疗包括口服驱虫药物、局部肛周外用药物及中医药驱虫方法等。一般预后较好。

如何预防蛲虫等寄生虫感染?

加强卫生宣教,改善环境卫生,切断传播途径。特别是幼托儿童,更应注意个人卫生,养成良好的卫生习惯,饭前、便后洗手,勤剪指甲,不吮吸手指。被褥及内衣裤应勤换洗,食物需要煮沸,玩具等物品需要消毒,肛门、会阴需要每天用温水清洗。

Infectious Diseases

探秘儿童传染病

脸上有白斑、晚上磨牙是肚子里有虫吗？

1.脸上有白斑，临床常见于单纯糠疹，是一种病因不明的皮肤疾病，通常发生在儿童面部的是鳞屑性浅色斑。病因并不十分清楚，风吹、日晒、肥皂等都可能是激发因素。旧称"虫斑"，但临床上不能肯定与本病有关。

2.夜间磨牙只是一种现象，情绪过度紧张或激动、牙齿不良的咬合关系、不良的饮食习惯、肠道有寄生虫感染、消化道功能障碍等都可能引起夜间磨牙。磨牙不能一概而论患有寄生虫病。

反复肛周瘙痒，怎样进行蛲虫病自查？

由于雌虫几乎不在肠道产卵，而常规粪便检查方法是检查蛲虫卵，因此检出率很低，检查蛲虫应在肛门周围查虫卵或成虫。自查最简单的方法：待儿童入睡后1~3小时，将其侧卧，使肛门暴露在灯光下，仔细检查肛门周围，若发现白色小虫，用镊子夹住，放入盛有70%乙醇的小瓶内，镜检成虫，为白色细线状虫体。因蛲虫未必每晚都爬出产卵，若为阴性，应连续观察3~5天。

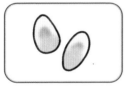 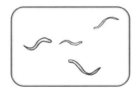 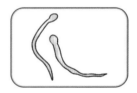

虫卵　　　　　　　　　　幼虫　　　　　　　　　　成虫

家里养了宠物，会得蛲虫病吗？

蛲虫病是以人类为唯一宿主的非人畜共患性寄生虫，通过直接或者间接接触蛲虫感染者，会造成集体和家庭成员人与人间传播，因此人感染的蛲虫不会来源于宠物或其他动物。

新型冠状病毒感染

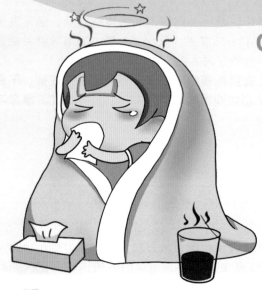

COVID-19 Infection

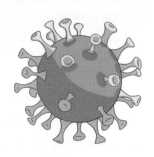

 孩子突然发热，喉咙痛。

还有其他症状吗？比如乏力，味觉、嗅觉丧失？

 吃什么都没味道，鼻塞明显，整个人没力气。

有接触过新冠病毒感染的病人吗？

我和爸爸的新冠病毒抗原检测阳性。

 检测结果显示新冠病毒抗原阳性。

初步诊断为新型冠状病毒感染。

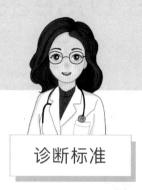

诊断标准

临床表现

☐ 咽干、咽痛、咳嗽、发热等，部分患者可伴有肌肉酸痛，嗅觉、味觉减退或丧失，鼻塞，流涕，腹泻，结膜炎。

流行病学史

☐ 发病前接触过新冠病毒感染者或者疑似有新冠病毒感染的病人及周围环境等，发病呈现聚集性特点。

辅助检查

☐ 化验
1.新冠病毒核酸检测阳性。
2.新冠病毒抗原检测阳性。
3.新冠病毒分离、培养阳性。
4.恢复期新冠病毒特异性 IgG 抗体水平为急性期的4 倍或以上升高。

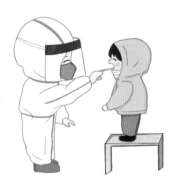

About
新型冠状病毒
感染

该病是由新型冠状(简称新冠)病毒感染引发的各部位感染，主要表现为咽干、咽痛、咳嗽、发热等，发热多为中低热，部分病例亦可表现为高热，热程多不超过3天；部分患者可伴有肌肉酸痛，嗅觉、味觉减退或丧失，鼻塞，流涕，腹泻，结膜炎等。

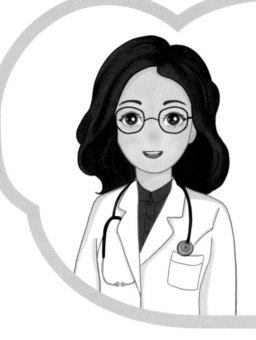

新型冠状病毒感染

COVID-19 infection

Q 的那些问题
Question

儿童新冠病毒感染的传播途径有哪些？

1.经空气飞沫和密切接触传播是主要的传播途径。2.在相对封闭的环境中，可经气溶胶传播。3.接触被病毒污染的物品，也可造成感染。儿童普遍易感，具有基础疾病(如先天性心脏疾病、慢性肾脏疾病、营养不良、遗传代谢性疾病、免疫缺陷病、血液肿瘤疾病等)以及近期使用大剂量免疫抑制剂或接受移植者容易发生重症。

如何识别儿童重症新冠病毒感染？

儿童新冠病毒感染重症发生率极低，当出现以下情况时一定要及时就医：持续高热3~5天不退，病程＞1周且症状、体征无改善或进行性加重者；呼吸急促，有喘息情况；安静时指氧饱和度≤93%；出现精神反应差、嗜睡、惊厥等；有其他系统的并发症以及胸部影像学进展时。

Infectious Diseases

探秘儿童传染病

新冠病毒感染发生惊厥该如何处理?

一般处理:保持呼吸道通畅,头偏向一侧,及时清理呼吸道分泌物,避免消化道反流窒息。无需特殊处理,无需控制抽搐的身体。待惊厥停止,意识恢复后,给予对症处理:高热者药物退热、物理降温等。若惊厥持续发作≥5分钟,需急诊及止痉治疗,监测生命体征,给予吸氧等治疗。

儿童新冠病毒感染康复中饮食须注意什么?

新冠病毒感染期间应保证健康、均衡、易消化饮食,多喝水。根据婴幼儿的饮食习惯添加与年龄相适应的辅食,咽痛时少量多餐,避免剧烈咳嗽时进餐。出现嗅觉、味觉减退时,可每日进行嗅觉刺激训练,每日刷牙保持口腔卫生。

儿童新冠病毒感染康复期应如何安排体育活动和学习?

新冠病毒感染康复期应分阶段训练,从低强度活动开始,以不出现劳累不适为宜,逐渐过渡到中等强度,协调技能中等强度,基线练习,每个阶段维持至少1周,适应后逐步增加。康复期常出现身体和精神的疲倦,难以集中注意力,因此学习时间不宜过长,要保证充足的睡眠。

儿童新冠病毒感染该如何治疗?

无症状感染者无需药物治疗。感染患儿应保证充足的能量和营养摄入,以对症治疗为主。发热患儿可采用物理降温或者高热时药物治疗,咳嗽咳痰可给予止咳祛痰治疗。避免不恰当地使用抗菌药物。重症新冠病毒感染可出现呼吸困难等严重的并发症,应及时就医积极治疗。